药品质量管理
统计技术

主　编　徐　宁　纪海英

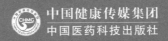

中国健康传媒集团
中国医药科技出版社

内 容 提 要

本教材是为适应职业教育教学改革需要，体现课程内容与职业标准对接，教学过程与生产过程对接，将高职高专药学相关专业对数理统计的基本知识与药品生产过程质量控制统计技术应用相融合编写而成。主要内容包括药品质量管理与统计技术概论、统计基础知识、统计图形分析、统计过程控制、正交试验设计等。本教材主要特色：一是实践性强，许多案例都是选自药品生产岗位一线；二是实操性强，采用现代质量管理领域广泛使用的 Minitab 软件进行数据分析，运用"教、学、做"一体化的教学模式，每章课后配有习题、上机练习，最后配有综合实训项目，巩固所学内容，提高学习效率。

本教材可供药物制剂技术、药学、药品质量与安全、食品药品监督管理、生物制药技术、中药制药技术等相关专业师生使用，也可作为制药企业质量管理人员培训教材。

图书在版编目（CIP）数据

药品质量管理统计技术／徐宁，纪海英主编 . —北京：中国医药科技出版社，2019. 10（2024. 8 重印）

ISBN 978 - 7 - 5214 - 1428 - 8

Ⅰ . ①药… Ⅱ . ①徐… ②纪… Ⅲ . ①药品管理 - 质量管理 - 统计方法 Ⅳ . ①R954

中国版本图书馆 CIP 数据核字（2019）第 228164 号

美术编辑 陈君杞
版式设计 南博文化

出版 **中国健康传媒集团** | 中国医药科技出版社
地址 北京市海淀区文慧园北路甲 22 号
邮编 100082
电话 发行：010 - 62227427 邮购：010 - 62236938
网址 www. cmstp. com
规格 787 × 1092mm $\frac{1}{16}$
印张 10
字数 188 千字
版次 2019 年 10 月第 1 版
印次 2024 年 8 月第 4 次印刷
印刷 三河市万龙印装有限公司
经销 全国各地新华书店
书号 ISBN 978 - 7 - 5214 - 1428 - 8
定价 30. 00 元

获取新书信息、投稿、为图书纠错，请扫码联系我们。

编委会

主　编　徐　宁　纪海英

副主编　许广涛　姚树亮

编　者（以姓氏笔画为序）

　　　　王锦霞　山东药品食品职业学院

　　　　许广涛　山东药品食品职业学院

　　　　纪海英　山东药品食品职业学院

　　　　周秀娟　山东药品食品职业学院

　　　　姚树亮　礼来苏州制药有限公司

　　　　徐　宁　山东药品食品职业学院

　　《国务院关于印发国家职业教育改革实施方案的通知》（国发〔2019〕4 号）指出，课程内容要对接职业标准，并及时将新技术、新工艺、新规范纳入教学标准和教学内容。2017 年 6 月我国正式加入国际人用药品注册技术协调会（ICH），标志我国制药行业和研发机构将逐步转化和实施国际最高技术标准和指南。ICH 对统计技术和统计学工具的应用提出了很高要求，正是基于以上要求，本书所选统计技术紧密对接药品生产岗位需求，应用国际先进制药企业广泛使用的 Minitab 软件进行数据分析，采用"教、学、做"一体化的教学模式，达到学以致用的教学目的。

　　本书的主要特色如下。

　　1. 校企合作编写，职业特色鲜明。2018 年教育部等六部委联合印发《职业学校校企合作促进办法》，明确"产教融合、校企合作是职业教育的基本办学模式，是办好职业教育的关键所在"。本书编者既有来自全球知名制药企业从事质量管理、深谙统计学技术的六西格玛黑带专家，又有在职业院校讲授统计技术多年的教师，团队成员搭配合理。确保本书能及时准确地将企业前沿的质量管理理念、统计技术在质量管理中的应用案例融入教材，同时又能从高职学生职业能力培养出发，科学选编统计学基础知识，做到质量管理统计前沿应用与统计基础知识完美融合，尽展职业特色。

　　2. 依据岗位需求，确定教学内容。通过对制药企业质量保证（QA）、质量控制（QC）等岗位典型工作任务进行分析，依据《ISO9000：2000 的统计技术指南》中可供选择的 12 种统计技术，结合美国食品药品管理局（FDA）、ICH、《药品生产质量管理规范（2010 年修订）》等对统计技术的要求，以及高职学生自身的特点，选取教学内容。所选内容涵盖从供应商管理、企业内控标准的制定、生产控制、稳定性考察、偏差管理和年度质量回顾等各个方面，运用统计技术进行质量风险分析与控制、质量成本管理、质量管理体系升级等活动，提高质量管理、质量控制和产品全生命周期质量追溯能力。与传统统计课程相比，主要增加了排列图、因果图、散点图、直方图、控制图和统计过程控制（SPC）等统计分析数据可视化内容，并且在案例选择、统计内容选择和操作性上与质量管理的实际工具贴合更紧密。

　　3. 对接生产过程，精选教学案例。通过对国内先进制药企业调研，查阅制药企业统计技术研究的相关文献资料，获得了大量与生产实际密切相关的案例，行业特色鲜明。将这些案例引入教材，可以帮助学生认识统计技术在药品生产质量管理中的重要作用，提高学生学习统计技术的积极性。比如，用直方图分析数据的分布状况；用假设检验对工艺进行确认与验证；用控制图对产品进行持续工艺稳定性考察等。

4. 教学模式新颖，突出学训结合。在信息技术高速发展的时代，数据的统计分析与统计分析软件密不可分。本书采用现代质量管理领域广泛使用的 Minitab 软件进行数据分析，运用"教、学、做"一体化的教学模式，学训结合，知行合一，有利于学生理解统计技术的理论和方法，培养学生的动手能力、分析问题和解决问题的能力，达到事半功倍的教学效果。

为了使读者更扎实掌握统计技术，更好培养其分析问题和解决问题的能力，教材在每章开始配有知识目标和能力目标，课后配有习题、上机练习，最后配有综合实训项目，帮助学生巩固所学内容，提高学习效率。本教材可作为统计技术爱好者的参考书，亦可作为制药企业质量管理人员的培训教材。

本教材的编写，得到中国医药科技出版社、编委所在单位及有关专家的支持和帮助，并参考了大量其他相关教材和文献，在此表示衷心的感谢。由于水平有限，书中疏漏和不妥之处在所难免，恳请各位专家、读者批评指正，以便进一步修订、完善。

编　者

2019 年 10 月

目录

第一章 药品质量管理统计技术概论

📖 **知识目标**

1. **掌握** Minitab 软件的基本操作。
2. **熟悉** 质量管理的三个阶段；统计技术在药品质量管理中的重要作用。
3. **了解** 质量、药品质量、质量管理的概念；FDA、USP、ICH 与 GMP 对统计技术的要求。

👉 **能力目标**

1. 能通过案例分析认识统计技术对药品质量管理的重要作用。
2. 会进行 Minitab 软件的基本操作。

质量发展是兴国之道、强国之策。质量反映一个国家的综合实力，是企业和产业核心竞争力的体现，也是国家文明程度的体现。党和国家历来高度重视质量工作，2017 年 9 月出台《中共中央国务院关于开展质量提升行动的指导意见》，将质量强国战略放在更加突出的位置，加强全面质量监管，全面提升质量水平，推动我国经济发展进入质量时代。

药品作为一种特殊商品，与人民群众日常生活息息相关，关系到人民群众的身体健康和生命安全，关系到经济健康发展和社会和谐稳定。但近几年国内从"齐二药""欣弗""毒胶囊"到"长春长生疫苗事件"等五花八门的药害事件层出不穷，劣质药品严重危害了人民健康，损害了国家形象。因此，全面加强药品质量管理势在必行，而药品质量管理统计技术在质量管理中起着非常重要的作用。

药品质量管理统计技术就是利用计算机技术结合统计学原理对药品质量进行统计分析。统计技术为人们提供了一系列质量管理的原理和方法，通过这些原理和方法可以帮助发现事物的规律性，从而帮助人们作出正确的决策，有效地控制事物向着我们期望的方向发展。如可以利用统计技术对药品的生产过程进行监控，在监控的过程中，检查药品的生产是否存在异常情况，一旦发现问题，立即提出预警，并采取有效的措施进行分析处理，使药品生产恢复正常，有效保证药品生产质量。

第一节　质量与质量管理

一、质量

质量的内容十分丰富，随着社会经济和科学技术的发展，也在不断充实、完善和深化。同样，人们对质量概念的认识也经历了一个不断发展和深化的历史过程。

（一）质量的定义

美国著名的质量管理专家朱兰（J. M. Juran）博士从顾客的角度出发，提出了产品质量就是产品的适用性，即产品在使用时能成功地满足用户需要的程度。用户对产品的基本要求就是适用，适用性恰如其分地表达了质量的内涵。

国际标准化组织 ISO9000 在 2005 年颁布的 ISO9000：2005《质量管理体系基础和术语》中对质量的定义是：一组固有特性满足要求的程度。应该从以下三个方面理解质量的定义。

1. 质量反映为"满足要求的程度"　满足要求就是应满足明示的（如明确规定的）、通常隐含的（如组织的惯例、一般习惯）或必须履行的（如法律法规、行业规则）的需要和期望。只有全面满足这些要求，才能评定为好的质量或优秀的质量。

2. 质量的关注点是"固有特性"　定义中特性是指事物所特有的性质，固有特性是事物本来就有的，它是通过产品、过程或体系设计和开发及其后之实现过程形成的属性。例如，药品的片重、含量等，这些固有特性的要求大多是可测量的。而赋予的特性（如某一产品的价格），并非是产品、体系或过程的固有特性。

3. 质量具有"动态性"和"相对性"　质量要求不是一成不变的，随着时代的发展和科技的进步，人们对质量的要求也会相应提高，因此需要不断提高质量；另外，不同国家和地区，不同的消费水平和习惯也会对产品提出不同的要求，产品应该具有这种环境的适用性。

（二）广义的质量

广义的质量通常包括产品质量、服务质量、工程质量和工作质量等。

1. 产品质量　是通常包括使用性能、安全性、可用性、可靠性、可维修性、经济性和环境等几个方面。

2. 服务质量　是指服务工作能够满足被服务者需求的程度，是企业为使目标顾客满意而提供的最低服务水平。

3. 工程质量　是通过项目施工全过程所形成的、能满足用户或社会需要的，由工程合同有关的技术标准、设计文件、施工规范等共同控制工程质量。

4. 工作质量　是指与质量有关的各项工作，对产品质量、服务质量的保证程度。工作质量取决于企业员工的个人素质，包括员工的质量意识、责任心、技术水平等。

（三）药品质量

药品质量是指药品能满足规定要求的需要的特征总和，通常表现为有效性、安全性、稳定性、均一性等特征。

1. 有效性　指在规定的适应证、用法和用量的条件下能满足预防、治疗、诊断疾病及有目的地调节人体生理机能的要求。有效性是药品的基本特征。

2. 安全性　指按规定的适应证和用法、用量使用药品后，人体产生毒副反应的程度。绝大多数药品均有不同程度的毒副反应，因此，只有有效性大于毒副反应，才使用某种药品。安全性也是药品的基本特征。

3. 稳定性　指药品在规定的条件下保持其有效性和安全性的能力。这里的规定条件一般是指规定的有效期内，以及严格遵守生产、储存、运输和使用的有关要求。稳定性是药品的重要特征。

4. 均一性　指药品的每一单位产品都符合有效性、安全性的规定要求。药物制剂的单位产品，如一片药、一支注射剂、一粒胶囊、一包颗粒剂等。原料药品的单位产品，如一箱药、一袋药、一桶药。均一性也是药品的重要特征。

二、质量管理

（一）质量管理的定义

质量管理是指在质量方面指挥和控制组织的协调活动，通常包括制定质量方针和质量目标以及质量策划、质量控制、质量保证和质量改进。

美国著名的质量管理专家戴明博士认为，质量管理就是为最经济的生产出具有使用价值与商品性的产品，并在生产的各个阶段应用统计学的原理与方法。

对于企业而言，质量管理就是为了保证和提高产品与服务质量而开展的各项管理活动的总称，包括确定质量方针、目标和职责，并通过质量体系中的质量策划、质量控制、质量保证和质量改进来使其实现的所有管理职能的全部活动。

（二）质量管理的发展阶段

一般按照质量管理的方法不同，把质量管理分为三个阶段。

1. 质量检验阶段　20 世纪前，产品质量主要依靠操作者本人的技艺水平和经验来保证，属于"操作者的质量管理"。20 世纪初，以 F. W. 泰勒为代表的科学管理理论的产生，促使产品的质量检验从加工制造中分离出来，质量管理的职能由操作者转移给工长，是"工长的质量管理"。随着企业生产规模的扩大和产品复杂程度的提高，产品有了技术标准，各种检验工具和检验技术也随之发展，大多数企业开始设置检验部门，这时是"检验员的质量管理"，仅能对产品的质量实行事后把关。在质量检验阶段，药品质量是通过检验来控制的，其劣势主要体现在两个方面：①检验仅是一种事后的行为；②每批药品的数量较大，检验时只能按比例抽取一定数量的样品，当药品的质量不均一时，受检样品的质量并不能完全反映整批药品的质量。

2. 统计质量控制阶段 1924 年，美国数理统计学家 W. A. 休哈特提出控制和预防缺陷的概念。他运用数理统计的原理提出在生产过程中控制产品质量的"6σ"法，绘制出第一张控制图并建立了一套统计卡片。与此同时，美国贝尔研究所提出关于抽样检验的概念及其实施方案，成为运用数理统计理论解决质量问题的先驱，但当时并未被普遍接受，以数理统计理论为基础的统计质量控制的推广应用始自第二次世界大战。休哈特的具有里程碑意义的贡献在于，首创了生产过程中的监督管理——控制图，并于 1931 年出版了《产品质量的经济控制》一书，这本书奠定了质量控制的理论基础。

在统计质量管理阶段，统计技术起到了关键作用，特别是描述性统计、质量控制图和统计抽样得到了广泛应用。统计质量控制阶段的特点是从单纯依靠质量检验事后把关，发展到过程控制，突出了质量的预防性控制的管理方式。

"质量是生产出来的，不是检验出来的"，威廉·戴明的这句质量名言说明：只有在生产过程中的每个环节，严格按照生产工艺和作业指导书要求进行，才能保证产品的质量；如果忽略过程控制，只靠检验，是不可能保证产品质量的，因为质量检验，只能剔除次品和废品，并不能提高产品质量。也就是说，质量控制的重点决不能放在事后把关，而必须放在制造阶段，即生产过程。

在统计质量控制阶段，药品质量是通过生产过程控制来实现的，其不足之处在于"生产控制质量"模式并不能解决所有的问题，如果在药品的研发阶段，该药品的生产工艺并没有经过充分的优化、筛选、验证，那么即使严格按照工艺生产，仍不能保证所生产药品的质量。

3. 全面质量管理阶段 1961 年美国的费根堡姆提出了全面质量管理理论（TQM），即 TQM（total quality management）就是指一个组织以质量为中心，以全员参与为基础，目的在于通过顾客满意和本组织所有成员及社会受益而达到长期成功的管理途径，将质量控制扩展到产品全生命周期管理。

全面质量管理突出"全员、全方位、全过程"的三全理念，即企业每位员工都是质量主体，每个部门都要参与质量管理工作，每一道工序都处于受控状态，共同对产品质量负责。推广现代企业管理制度，广泛开展质量风险分析与控制、质量成本管理、质量管理体系升级等活动，提高质量在线监测、在线控制和产品全生命周期质量追溯能力，推行精益生产、清洁生产等高效生产方式。

在全面质量管理阶段，药品质量是通过良好的设计而生产出来的，即"质量源于设计"QbD（quality by design）理念，在药品的设计与研发阶段，首先要进行全面的考虑，综合确定目标药品，然后通过充分的优化、筛选、验证，确定合理可行的生产工艺，最后再根据"生产控制质量"模式的要求进行生产与检验，从而比较全面地控制药品的质量。

（三）质量管理的方法——戴明环（PDCA 循环）

PDCA 循环是美国质量管理专家休哈特博士首先提出的，由戴明采纳、宣传，获得普及，所以又称戴明环。全面质量管理的思想基础和方法依据就是 PDCA 循环。PDCA 循环的含义是将质量管理分为四个阶段，即计划（plan）、执行（do）、检查（check）、处理（act）。

1. 计划（plan，P）　包括方针和目标的确定，以及活动规划的制定。

2. 执行（do，D）　根据已知的信息，设计具体的方法、方案和计划布局；再根据设计和布局进行具体运作，实现计划中的内容。

3. 检查（check，C）　总结执行计划的结果，分清哪些对了，哪些错了，明确效果，找出问题。

4. 处理（act，A）　对总结检查的结果进行处理，对成功的经验加以肯定，并予以标准化；对于失败的教训也要总结，引起重视。对于没有解决的问题，应提交给下一个 PDCA 循环中去解决。

以上 4 个过程并不是运行一次就结束，而是需要周而复始的进行。一个循环结束，解决一些问题，未解决的问题将进入下一个循环，螺旋式上升，不断提升产品质量。

第二节　统计技术与质量管理

一、统计技术

质量管理的一项重要工作就是找出产品质量波动的规律，把正常波动控制在合理的范围内，消除系统原因引起的波动，人们为了更好地实现这一目标提出了一系列的质量管理的统计技术和方法。

统计技术是指收集、整理和分析数据变异并进行推论的技术。在 2000 年《质量管理体系基础和术语》中认为"使用统计技术可帮助组织了解变异，从而有助于组织解决问题并提高效率和效益，这些技术也有助于更好地利用可获得的数据进行决策。"

统计技术方法是多种多样的，不仅有传统的"老七种工具"（因果图、排列图、直方图、检查表、散布图、控制图、分层法），也有"新七种工具"（关联图、系统图、KJ 法、矩阵图法、矩阵数据分析法、PDPC 法、矢线图法）。

随着统计技术在质量管理中的应用不断深入，应用领域不断扩大，计算机在质量管理工作中的应用不断得到推广，统计过程控制、试验设计、假设检验、回归分析、方差分析、测量系统分析等统计技术与方法在质量管理的应用都得到不断深化。

二、统计技术在质量管理中的作用

统计技术可以起到通过数据反映事物特征、比较事物间的差异、分析事物间的关系及影响事物发展变化的因素、通过分析数据发现质量问题等作用。在工作实践中，我们通常采用统计技术对产品质量控制活动进行跟踪记录、搜集数据、抽样检验及质量分析，通过识别症状、分析原因、寻求对策，促进问题的解决。

第三节　ISO9000 质量管理体系与统计技术

一、ISO9000 质量管理体系

ISO9000 质量管理体系是国际标准化组织（ISO）制定的国际标准之一，在 1994 年提出的概念，是指"由 ISO/TC176（国际标准化组织质量管理和质量保证技术委员会）制定的所有国际标准"。该标准族可帮助组织实施并有效运行质量管理体系，是质量管理体系通用的要求和指南。它不受具体的行业或经济部门限制，可广泛适用于各种类型和规模的组织，在国内和国际贸易中促进相互理解。现已有 90 多个国家和地区将此标准等同转化为国家标准，我国在 20 世纪 90 年代将 ISO9000 系列标准转化为国家标准，随后，各行业也将 ISO9000 系列标准转化为行业标准。

二、ISO9000 中的统计技术

自从 ISO9000 标准诞生以来，统计技术在质量管理中发挥了越来越大的作用。在 1994 版 ISO9000 中，统计技术是质量管理体系的 20 个"要素"之一，而在 2000 版和 2008 版 ISO9000 中，统计技术是作为质量管理体系的一项"基础"出现的，反映了统计技术对质量管理体系在地位上的重要性和应用的广泛性。统计技术作为发现问题和质量持续改进的工具，贯穿于产品生产的各个阶段。

在 ISO9000《质量管理体系基础和术语》中，明确规定了统计技术是质量管理体系的基础，并在 2.10 条款中专门强调了"统计技术的作用"，国际质量专家专门制定了《ISO9001：2000 统计技术指南》和其他相关标准及文件。

第四节　制药行业与统计技术

一、FDA、ICH、USP、PDA 对统计技术的要求

随着仿制药在整个药品处方量中所占比例的逐年提高（2017 年美国市场的仿制药处方量占总处方量的 89%），各国监管部门对与药学研发、生产与质量管理领域的统计学要求也逐渐提高。

2002 年 8 月，美国食品药品管理局（FDA）启动了"21 世纪《药品生产质量管理规范》（cGMP）"计划。此后，FDA 相继采纳发布了人用药品注册技术要求国际协调会（ICH）指南 Q8《药品开发》、Q9《质量风险管理》和 Q10《药品质量体系》。2011 年 FDA 年发布了《工艺验证：一般原则与规范》指南。

Q8 中提到，"保证药品质量不能依靠检验，而应当将质量设计于药品之中"；Q9 中建议，"使用统计学工具支持和促进质量风险管理，帮助做出更可靠的决策"；Q10 中建议，"生产企业应当运用统计学工具，识别影响工艺性能和产品质量的变异（variation）来源，持续改进地减少或控制变异"；《工艺验证》指南建议工艺验证团队中包含统计学人员，"强烈建议"企业应用统计学等客观度量方法识别和刻画变异，在工艺验证方案中描述用于分析收集数据的统计学方法。

美国药典（USP）的标准制定也有统计学考虑。美国药典委员会下设统计学专家委员会，负责开展药典附录的编纂工作，帮助药典使用者正确地运用统计学工具处理数据，不断改进和完善现有附录中与统计学数据处理相关的附录，确保药典中所有标准的制定和更新都建立在可靠的科学和统计学原则之上，并为其他专业委员会提供统计学及生物统计学方面的支持。

国际注射剂协会（PDA）作为非官方的国际化组织，使命是提高制药/生物制药的科学制造，以更好地服务病人。该组织出台了一系列指南，其中，《TR 59，Utilization of Statistical Methods for Production Monitoring》则是对于药品生产和质量管理活动中的统计技术应用，做了相应的指导与要求。

二、《药品生产质量管理规范（GMP）》对统计技术的要求

《药品生产质量管理规范》（GMP）是药品生产和质量管理的基本准则，适用于药品制剂生产的全过程和原料药生产中影响成品质量的关键工序。现行《药品生产质量管理规范（2010 年修订）》于 2011 年 3 月 1 日起施行。

药品生产质量管理规范（GMP）是一套适用于制药行业的强制性标准，简要的说，GMP 包括人、机、料、法、环五个要素。人是指制造产品的人员如管理人员、操作人

员；机是指设备；料是指物料，包括原料、辅料、包装材料；法是制造产品所用方法如生产工艺、标准操作规程（SOP）、检验标准；环是指环境，包括空气、水系统、地面、设备清洁。

在GMP五要素中，人是质量管理的第一要素，就像行驶的汽车一样，汽车的四只轮子是"机""料""法""环"四个要素，驾驶员这个"人"的要素才是主要的，没有驾驶员，这辆汽车也就只能原地不动，成为了废物。

药品GMP作为药品质量管理体系的一个重要组成部分，是药品生产管理和质量控制的基本要求，旨在最大限度地降低药品生产过程中污染、交叉污染以及混淆、差错等风险，确保持续稳定地生产出符合预定用途和注册要求的药品。

新版药品生产质量管理规范，对制药的质量管理体系提出了更高的要求，强化了药品质量管理体系、质量风险管理以及文件管理等，增加了变更控制、偏差管理、产品质量年度回顾、纠正和预防措施、质量风险管理等内容，制药企业将会越来越重视药品的质量，统计技术在制药企业中的应用也将越来越广泛。在药品质量管理和控制过程中，从供应商管理、企业内控标准的制定、生产控制、稳定性考察、偏差管理和年度质量回顾等各个方面，都会大量运用统计技术。

第五节　统计软件介绍

目前，在统计软件市场上，有很多种类统计软件。从操作模式上来讲，有命令行的（command line interface，CLI）和图形化界面（graphic user interface，GUI）。从功能范围来讲，有可视化平台，综合性的统计软件，以及质量管理常用的软件。比如Python，R，Matlab等都属于命令行的可用于统计分析的软件。而SPSS，JMP，Minitab是图形化界面的统计软件。其中，SPSS是综合性应用的统计软件。JMP和Minitab则是与质量管理密切相关的统计软件。另外，SAS是目前全球比较权威的统计软件，JMP也是SAS公司的一款产品，同时，SAS公司还有JMP Pro，JMP Clinical等软件，分别用于特定领域的统计分析。另外，还有诸如Tableau，Power BI等，则是偏重于数据可视化的平台。

一般来讲，质量管理领域常用的统计软件为JMP和Minitab，本书以Minitab17为主要工具编写。

第六节　质量管理统计软件 Minitab 简介

一、Minitab 软件简介

Minitab软件是现代质量管理统计技术的领先者，是为质量改善、教育和研究应用领域提供统计软件和服务的先导，是一个很好的质量管理和质量设计的工具软件，更是持续质量改进的良好工具软件，它以无可比拟的强大功能和简易的可视化操作深受广大质量工作者和统计专家的青睐。

Minitab 被许多世界一流的公司所采用，包括通用电器、福特汽车、通用汽车等，国内也有大量的企业引入了 Minitab 软件，如宝钢、徐工集团、海尔、中国航天集团等。在制药企业也得到广泛应用，如阿斯利康、罗氏、中美史克、诺华、豪森、鲁抗等。

Minitab 以菜单的方式构成，所以无需学习高难的命令，只需拥有基本的统计知识便可使用，而且图表支持良好，为质量的持续改进和概率应用提供准确、易用的工具；同时，作为统计学入门教育方面技术领先的软件包，Minitab 直观、易用，与微软的产品相兼容，具备较全面的质量管理相关的统计分析能力。

二、Minitab 的操作界面

（一）Minitab 窗口

进入 Minitab 系统后，首先会看到有三个窗口：会话窗口、数据窗口和 Project Manager（项目管理）窗口（处于最小化状态，点击左下角图标可以将其最大化）。

会话窗口（图 1-1）用于显示计算的结果。Minitab 软件有非常丰富的输出，一般以"表"的形式输出计算结果，每张"表"表示计算的一部分结果。下面就是"描述性统计"计算结果输出的一个"表"。

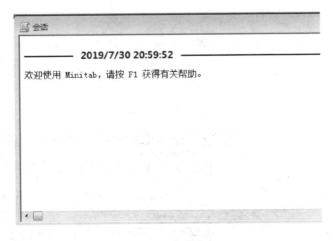

图 1-1　会话窗口

			描述性统计：药片直径				
变量	均值	标准差	方差	变异系数	中位数	极差	众数	众数的 N
药片直径	14.500	0.254	0.0644	1.75	14.450	0.800	14.4	3

会话窗口的内容、工作表和 Minitab 产生的图形都是临时文件，退出 Minitab 后数据会丢失，可以单独保存某个工作表或者是图形，也可以将其全部保存在某个"项目"文件中（*.MPJ）。

数据窗口（图 1 - 2）在此可以输入、修改数据和查看每个工作表的数据列。Minitab 可以同时有多个数据窗口，每个数据窗口可以存储数据，这些数据是供 Minitab 分析的"数据集"，也有可能是输出的一些"计算结果"，称其为"工作表"。

⊞ 工作表 1 ***				
↓	C1	C2	C3	C4
1				
2				
3				
4				
5				
6				

图 1 - 2 数据窗口

（二）Minitab 菜单栏和对话框

Minitab 的菜单栏（图 1 - 3）有"文件""编辑""计算""统计"等菜单，点击后会有二级子菜单（图 1 - 4），进一步点击会有对话框（图 1 - 5），可以帮助执行 Minitab 的各个命令，进行相关的统计分析。

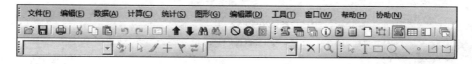

图 1 - 3 菜单栏与工具条

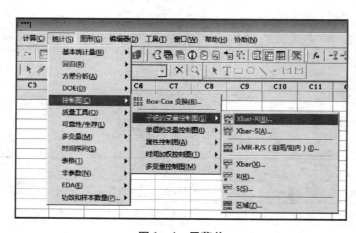

图 1 - 4 子菜单

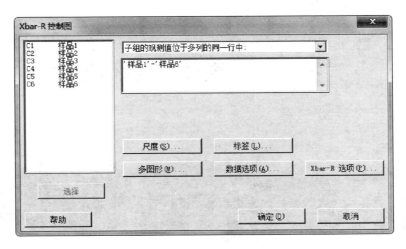

图 1 - 5　对话框

为了与 Minitab 软件进行对话，可以通过指令进入所需要的"对话框"，对话框上提供了很多"选项"。可以"勾选"这些选项，也可以在空格中"选入"，"输入"信息。"勾选"表示要用鼠标点击某处（一般指单选或者复选按钮），以选定某个"选项"；"输入"或者"填入"表示要用键盘输入（或粘贴）符号到某个空格；"选入"表示要用鼠标将对话框中已显示的符号"选入"空格。

Minitab 的对话框和 MS Office 办公软件的对话框风格相近，其最大的特点就是变量列表框，出现在很多对话框中。变量列表框一般显示的是一些变量列名、常量或矩阵。凡是在能够输入变量的文本框中，均可以输入这些列表框中所显示的变量。变量列表框的优点是可以准确无误的选择变量名（一般指数据列名）。需要注意的是，有时可能因为数据格式不正确而无法选择，此时应修改数据格式，比如从文本型转换为数值型。

三、Minitab 的数据

在 Minitab 里，与特定的数据集有关的所有数据都包含在工作表中，一个项目文件允许有许多工作表（工作表的个数取决于计算机的内存大小）。

一个工作表可以包含三种数据类型：数值型（numeric）、文本型（text）和日期/时间（date/time）型，表现形式为数据列（columns）、常量（constant）、矩阵（matrices）。

1. 数值型数据　由数字构成，如 1，2，3，5。

2. 文本型数据　由以下几种构成：字母、数字、空格和特殊字母，如"Test number 4"。

3. 日期/时间型数据　可以是日期（如 Jan - 1 - 2000 或者 3/13/1999），时间（例如：09：30：22 AM），也可以是二者均有（如：5/13/2000 09：30：25 AM）。Minitab 将日期和时间以数字的形式存储，但是可以选择任意一种格式来显示。

Minitab 软件虽然接受汉字，但却只能识别西文半角形式输入的标点符号，如括号、分号和引号等，所以在输入时一定要注意，否则系统会提示出错。

第二章 统计基础知识

第一节 质量数据的类型及特点

统计数据也称统计资料，是对客观现象计量的结果。例如，对药品质量的计量可得到药品是正品或次品的数据；对药物在试验对象血液中含量的计量可得到血药浓度的数据等。统计数据是利用统计方法进行分析的基础，不同的统计数据应进行不同方法的收集和处理。

一、质量数据的类型

在质量管理的各项活动中，记录有关数学实验、质量特征、生产状态及管理现状得到的数字资料都称为数据。

从数据的统计性质来区分，质量数据可分为计量值数据和计数值数据。计量值数据与计数值数据所遵循的统计分布规律不同，因而涉及的抽样方法和控制图不同，必须加以正确区分。

可以连续取值的数据称为计量值数据，如产品有效成分含量，产品 pH 等。计量值数据一般服从正态分布或指数分布。

不能连续取值的数据称为计数值数据，又称为离散型数据。如某批产品的次品数，某单位产品的缺陷数等。它又可以分为计件值数据和计点值数据。

计件值数据是按件计数得到的数据，如某批产品的次品数。计件值数据一般服从超几何分布或二项分布。

计点值数据是计量发生可能性较小的现象得到的数据，如某药片上的瑕疵数、某地区某少见疾病的发病数，某地区双胞胎数等。计点值数据一般服从泊松分布。

二、质量数据的特点

在质量活动中注重一切用数据说话，强调"基于事实的决策方法"。在工厂、车间和实验室，经常会碰到尺寸、重量、硬度、纯度、温度、气孔数、疵点数、色斑数、工时、能耗、合格品数、合格率等数据。质量管理就是通过有目的的收集数据，运用统计方法处理所得数据，获得生产过程中有关产品质量的信息，分析具体情况，从而作出抉择，提高产品质量。

质量数据既具有波动性，又遵从一定的统计规律性。

（一）质量数据的波动性

质量是一种随机现象，由于影响产品质量的因素无时无刻不在变化着，产品的质量也在生产中不断变化着。这就表现为质量数据的波动性。

按来源不同，造成数据波动的原因可分为操作人员、设备、原材料、操作方法、环境和检测方法（人、机、料、法、环、测），简称5M1E。

按影响大小和作用性质不同，造成质量数据波动的原因有两类。

1. 偶然因素（随机因素）　如原料成分的微小差别，操作者操作上的微小差异，环境温度、湿度的微小变化等，其特点是影响因素多，造成的波动范围小、无方向性，作用时间长，对产品影响小。随着技术进步，有些随机因素的影响可以设法减小，甚至基本消除，但从随机因素的整体上来看是不可能完全加以消除的，因此随机因素引起产品质量的波动是不可避免的，一般不需要予以特别处理。

2. 异常因素（系统因素）　如原材料性质的根本性变化，操作者违反操作规程、设备故障等，其特点是影响因素相对较少，造成的质量波动范围大，往往具有单向性或周期性，对产品质量影响较大。一般情况下，异常因素造成的质量波动在生产过程中是不允许存在的，只要发现产品质量有异常波动，就应尽快找出其异常因素，并及时加以排除。

（二）质量数据的统计规律性

在生产正常的情况下，对产品质量的变异经过大量调查分析后，可以用统计方法来准确找到质量变异的幅度，以及不同的变异幅度出现的可能性，即找出产品质量的统计分布，这就是产品质量变异的统计规律。

在质量管理中，计件质量特性值常见的分布有二项分布等，计点质量特性值常见的分布有泊松分布等，计量质量特性值常见的分布有正态分布等。利用这些统计规律的特点和性质，来分析和研究质量数据的统计规律性，就可以用来控制和改进产品的质量。

第二节　总体与样本

一、总体与样本的概述

通常把统计所要研究对象的全体称为总体，总体中的每一个对象称为个体。例如，要研究某批药片的质量，总体就是该批所有的药片，而每一片药片就是总体中的个体。在数理统计中，一般是对总体的一个或者几个数量指标进行研究。例如，研究某批药片的质量，可以研究它们的直径、片重和有效成分含量等。这些数量指标就是随机变量 X，这样对总体的研究实际上就归结为对总体的数量指标 X 的研究，研究其分布函数和数字特征。所以通常把这些数量指标称为总体 X。

为了探索总体的统计规律性，需要对总体中的个体进行试验，但由于总体包含的个体数量往往很多，或试验具有破坏性，故不可能对总体中的每个个体进行试验。通常的做法是从总体中抽取一部分个体作为样本，利用样本带来的信息，对总体的统计规律性进行推断。

把从总体 X 中抽取的部分个体 X_1，X_2，$\cdots$，X_n 称为样本。样本中所含的个体数 n 称为样本容量。

由于 X_1，X_2，$\cdots$，X_n 是从总体 X 中随机抽取的，因此是 n 个随机变量；而在一次具体的抽样后，得到的是 n 个具体的观测值 x_1，x_2，$\cdots$，x_n，称为一组样本值。

例如，在研究某批药品片重时，随机抽取 10 片药品，测量其片重，这 10 片药片的片重就构成一个样本，样本容量就是 10。

二、数据的收集方法

为了掌握生产现状，分析解决生产中遇到的问题，控制生产过程，判定产品质量，得到高质量的样本，通常采取随机抽样法。常用的随机抽样方法有简单随机抽样法、顺序抽样法、分层抽样法及整群抽样法。

（一）简单随机抽样法

简单随机抽样法是使总体中的每一个个体都有同等机会被抽出来组成样本的过程。要实现简单随机抽样，一方面要使被抽样对象充分混合，另一方面要采取抽签、查随机数表等办法进行抽样。简单随机抽样法的优点是方法简单，抽样误差少，缺点是总体量很大时，编制号签工作量大，且难以充分混合。

（二）系统抽样法

从个数为 N 的总体中抽取容量为 n 的样本，系统抽样法是给批中每个产品编号 $1 \sim N$，以 $\left[\dfrac{N}{n}\right]$ 整数部分为抽样间隔；用简单抽样法在 $1 \sim \left[\dfrac{N}{n}\right]$ 之间随机抽取一个整数作为第一个单位产品号码；每隔 $\left[\dfrac{N}{n}\right]$ 个产品抽取一个，直到抽出 n 个产品为止。

（三）分层抽样法

分层抽样法是将总体按产品的某些特征把整批产品划分成若干层（即小批），同一层内的产品质量尽可能均匀一致，在各层内分别用简单随机抽样法抽取一定数量的个体组成一个样本的方法。

（四）整群抽样法

整群抽样法又叫集团抽样法，这种抽样方法是将总体分成许多群，然后随机抽取若干个群，并由这些群中的所有个体组成样本。

具体的抽样要求，可参考 GMP 取样附录及相关标准的要求。

第三节 统计量

一、统计量

样本是总体的代表和反映，是对总体进行统计推断的依据。但在抽取样本后，一般不能直接利用样本进行推断，而是对样本进行加工和处理，分析样本带来的信息，也就是根据问题研究的需要，构造样本的函数。这样的样本函数称之为统计量。

设 x_1，x_2，$\cdots$，x_n 是来自总体 X 的样本。如果 $f(x_1,\ x_2,\ \cdots,\ x_n)$ 是连续函数，而且不含任何未知参数，则称样本函数 $f(x_1,\ x_2,\ \cdots,\ x_n)$ 为统计量。

为了对数据分布的特征和规律进行全面掌握和定量刻画，以下介绍描述数据分布的集中趋势和离散程度的常用统计量。

二、描述数据集中趋势的统计量

作为数据分布的一个重要特征，数据的集中趋势反映了各数据观察值向某中心位置集中的程度。描述数据分布集中趋势的统计量主要有均值、众数和中位数等，其中应用最多的是均值。

（一）均值

均值也称为均数，是观察数据的算术平均值。

1. 总体均值　当观察数据 x_1，x_2，…，x_N 为研究对象的全体数据时，称全体数据观测值的算术平均值为总体均值，记为 μ，即：

$$\mu = \frac{x_1 + x_2 + \cdots + x_N}{N} = \frac{1}{N} \sum_{i=1}^{N} x_i$$

2. 样本均值　当观察数据 x_1，x_2，…，x_n 为研究样本数据时，称全体数据观测值的算术平均值为样本均值，记为 $\bar{x}$，即：

$$\bar{x} = \frac{x_1 + x_2 + \cdots + x_n}{n} = \frac{1}{n} \sum_{i=1}^{n} x_i$$

均值是描述数据分布集中趋势的最主要统计量，在统计学中具有重要的地位。

例 2.1　现从某药厂某日生产的药片中随机抽取 10 片，测得其直径分别为（单位：mm）

　　　14.1，14.7，14.9，14.4，14.6，14.5，14.4，14.8，14.2，14.4

试计算其均值。

解：$\bar{x} = \dfrac{1}{n} \sum_{i=1}^{n} x_i = \dfrac{x_1 + x_2 + \cdots + x_n}{n} = \dfrac{14.1 + 14.7 + \cdots + 14.4}{10} = 14.5$

均值具有以下数学性质：

（1）各数据与均值的离差之和为零，即 $\sum_{i=1}^{n} (x_i - \bar{x}) = 0$。

（2）各数据与其均值离差的平方和为最小值。即对任意实数 a，有

$$\sum_{i=1}^{n} (x_i - \bar{x})^2 \leqslant \sum_{i=1}^{n} (x_i - a)^2$$

上述性质表明，均值是误差最小的总体数据的代表值，因此当数据分布为对称或近似对称时，均值是集中趋势的最好代表值。但是当数据分布的偏斜程度较大时，均值易受数据极端值的影响，不能很好地反映数据的集中趋势，此时宜考虑使用下面将介绍的中位数等。

（二）中位数

中位数是将一组数据排序后处于中间位置的值，记作 M_e。显然，中位数是将全部数据等分成两部分，上下各有一半的数据值。

一个比较简单的中位数计算方法是：先将数据按大小进行排序，当 n 为奇数时，中间一个数取作中位数；当 n 为偶数时，中间两个数的平均值取作中位数。中位数的计算

方法有很多，所以，当用统计软件进行计算时，则可能会和上面方法计算的结果存在微小的差异。

例如，对例 2.1 中的药片直径数据，$n=10$ 为偶数，将药片直径数据按大小排序后，两个中间值（第 5、6 个数据观察值）分别为 14.4、14.5，故中位数

$$M_e = \frac{14.4 + 14.5}{2} = 14.45$$

中位数是典型的位置平均数，其特点是不受极端值的影响，在某些情况下，中位数比均值更能代表一组数据的中心位置，例如在描述收入的平均程度时就很合适。

（三）众数

众数是数据中出现次数最多的观察值，记作 M_o。

例如，对例 2.1 的药片直径数据，观察值 14.4 出现次数最多，为 3 次，故药片直径数据的众数为 14.4。

众数与中位数一样，都不是通过全部观测值计算出来的，而是将数据排序后从位置上直接得到的，因此又称为位置平均数，不宜用于推断总体参数。只有当数据个数较多并且有明显的集中趋势时，才有众数可言。

（四）分位数

分位数（Quantile），是指对于一个随机变量的概率分布来说，若给定一个累积概率 α，则分位数为某一个 x 使得 $P(X < x) = \alpha$。

比如，对于标准正态分布来说，因为其均值 $=0$，标准差 $=1$，所以其 50% 分位数为 0，如图 2-1 所示。

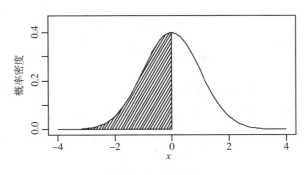

图 2-1　分位数

分位数一般计算方法如下：

1. 将 n 个变量值从小到大排列，$X(j)$ 表示此数列中第 j 个数。

2. 计算指数，设 $(n+1)P\% = j + g$，j 为整数部分，g 为小数部分。

3. 当 $g=0$ 时，P 百分位数 $= X(j)$；当 $g \neq 0$ 时，P 百分位数 $= g \times X(j+1) + (1 - $

g）$\times X(j)$。

三、描述数据离散程度的统计量

作为数据分布的另一重要特征，数据的离散程度反映了各数据观察值偏离其中心值的程度。描述数据离散程度的常用统计量有极差、方差、标准差、变异系数等。

（一）极差

极差是一组数据的最大值与最小值之差，用 R 来表示，即：

$$R = 最大值 - 最小值$$

例如，对例 2.1 的药片直径数据，最大值为 14.9，最小值为 14.1，故：

$$R = 14.9 - 14.1 = 0.8$$

极差的特点是简单易算，但是反映了数据的两个极端值信息，不能反映中间数据的离散性，故难以准确描述数据的分散状况。

（二）方差和标准差

方差是数据观测值与其均值间离差平方和的均值，是用来度量定量数据离散程度最重要的统计量，方差的平方根就是标准差。根据观察数据范围的不同，方差又分为总体方差和样本方差。

1. 总体方差和总体标准差　当观察数据 x_1，x_2，$\cdots$，x_N 为研究对象的全体数据时，称各数据观测值与其均值间离差平方和的均值为总体方差，记作 σ^2，其公式为：

$$\sigma^2 = \frac{1}{N} \sum_{i=1}^{N} (x_i - \bar{x})^2$$

总体方差的平方根就是总体标准差，记为 σ，即：

$$\sigma = \sqrt{\sigma^2} = \sqrt{\frac{1}{N} \sum_{i=1}^{N} (x_i - \bar{x})^2}$$

2. 样本方差和样本标准差　当观察数据 x_1，x_2，$\cdots$，x_n 为研究对象的部分数据时，称各数据观测值与其均值间离差平方和的均值为样本方差，记作 S^2。其公式为：

$$S^2 = \frac{1}{n-1} \sum_{i=1}^{n} (x_i - \bar{x})^2$$

样本标准差是相应样本方差的平方根，其计算公式为：

$$S = \sqrt{S^2} = \sqrt{\frac{1}{n-1} \sum_{i=1}^{n} (x_i - \bar{x})^2}$$

方差是反映数据离散程度的最重要的统计量，在统计学中具有重要地位，而标准差具有与实际观察值相同的量纲，应用也非常广泛。

例如，对例 2.1 的药片直径数据，已知 $n = 10$，$\bar{x} = 14.5$，故样本方差和样本标准差分别为：

$$S^2 = \frac{1}{n-1} \sum_{i=1}^{n} (x_i - \bar{x})^2 = \frac{1}{9} \left[(14.1 - 14.5)^2 + \cdots + (14.4 - 14.5)^2 \right] = 0.0644$$

$$S = \sqrt{S^2} = \sqrt{0.0644} = 0.254$$

该结果表明，每片药片直径与药片平均直径 14.5mm 相比，平均相差约 0.254mm。

（三）变异系数

样本标准差与样本均值绝对值之比称为样本变异系数，记作 CV（有时也称相对标准偏差，RSD），即

$$CV = \frac{S}{|\bar{x}|} \times 100\%$$

变异系数是无量纲的相对变异性的统计量，其大小反映了数据偏离其均值的相对离散程度。在比较不同总体，特别是不同量纲或不同数量级的两组数据的离散程度时，通常不能用方差、标准差等变异性统计量，而应该用变异系数。

例 2.2 现有某高职学院刚入学的男大学生 100 人，测得其身高的均值为 171.5cm，标准差为 8.68cm；体重的均值为 65.34kg，标准差为 5.62kg，试比较身高与体重的变异程度。

解： 由于身高和体重的量纲不同，故不能直接由标准差比较，而应比较其变异系数。则

$$CV(身高) = \frac{S}{|\bar{x}|} = \frac{8.68}{171.5} = 5.06\%$$

$$CV(体重) = \frac{S}{|\bar{x}|} = \frac{5.62}{65.34} = 8.60\%$$

可见，该学院男大学生体重的变异较大，或者说身高比体重分布更集中。

四、用 Minitab 软件的描述性统计计算统计量

实际计算时，通常借助 Minitab 统计软件来进行处理。

例 2.3 现从某药厂某日生产的药片中随机抽取 10 片，测得其直径分别为（单位：mm）

14.1，14.7，14.9，14.4，14.6，14.5，14.4，14.8，14.2，14.4

试利用 Minitab 软件计算其均值、中位数、众数、极差、方差、标准差和变异系数。

解： 打开 Minitab 软件，执行下列操作：

（1）将数据输入数据工作表 C1 列，命名为"药品直径"。

（2）由指令"统计—基本统计量—显示描述性统计"进入"显示描述性统计"对话框（图 2 - 2）；将"药片直径"选入"变量"文本框。

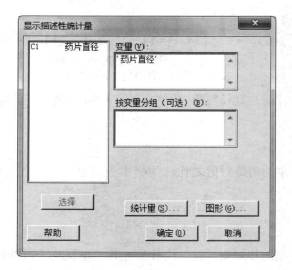

图2-2 显示描述性统计对话框

（3）点击"统计量"进入"显示描述性统计–统计量"对话框，按图2-3选定需要计算的统计量，点击"确定"。

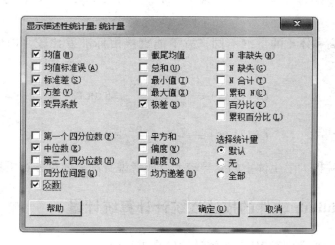

图2-3 常用统计量对话框

（4）在"显示描述性统计"对话框中点击"确定"，在会话窗口就会输出下面的"表"。

			描述性统计：药片直径					
变量	均值	标准差	方差	变异系数	中位数	极差	众数	众数的 N
药片直径	14.500	0.254	0.0644	1.75	14.450	0.800	14.4	3

所求数据的描述性统计量在上面的表中均可得到。

第四节 随机变量及其分布

一、随机变量

通过对随机事件及其概率的研究，我们发现许多随机现象的试验结果即随机事件可直接用数量来描述。例如"从一批药品中抽取 2 件药片，观察其中的次品数"的随机试验，如果用变量 X 来表示抽到的次品数，则事件"抽到 0 件次品"可简记为"$X = 0$"，"抽到 1 件次品"可简记为"$X = 1$"等，这样事件的表述就变得简单了。

对于随机试验，若其试验结果可用一个取值带有随机性的变量来表示，且变量取这些值的概率是确定的，则称这种变量为随机变量，常用大写字母 X、Y 等表示。

如果随机变量 X 的所有可能取值可以一一列举，即所有可能取值为有限个或无限可列个，则称 X 为离散型随机变量。例如，在药品随机抽检试验中抽得的次品数就是离散型随机变量。

如果随机变量 X 的所有可能取值充满某一区间，则称 X 为连续型随机变量。如某药厂生产的葡萄糖重量，某药品中主成分的含量等都是连续型随机变量。

二、离散型随机变量的分布

设离散型随机变量 X 的所有可能取值为 x_1，x_2，$\cdots$，x_k，$\cdots$，取这些值的概率为 p_1，p_2，$\cdots p_k$，$\cdots$，我们把 $P(X = x_k) = p_k$，$k = 1$，2，$\cdots$ 称为离散型随机变量 X 的分布律。表格

X	x_1	x_2	x_3	$\cdots$	x_k	$\cdots$
P	p_1	p_2	p_3	$\cdots$	p_k	$\cdots$

称为离散型随机变量 X 的分布列。

离散型随机变量概率分布律有下列基本性质。

1. $p_k \geqslant 0, k = 1, 2, 3 \cdots$

2. $\sum\limits_{k=1}^{+\infty} p_k = 1$。

例 2.4 "掷一颗均匀骰子"是随机现象，用随机变量 X 表示朝上一面出现的点数。
（1）写出 X 的分布律；（2）求 $P\{X \leqslant 4\}$，$P\{3 \leqslant X < 5\}$。

解：（1）X 的可能值为 1，2，3，4，5，6，所以 X 的分布律和分布列分别为：

$$P\{X = x_k\} = \frac{1}{6}, \ k = 1, 2, 3 \cdots$$

X	1	2	3	4	5	6
P	$\frac{1}{6}$	$\frac{1}{6}$	$\frac{1}{6}$	$\frac{1}{6}$	$\frac{1}{6}$	$\frac{1}{6}$

（2）$P\{X \leqslant 4\} = P\{X = 1\} + P\{X = 2\} + P\{X = 3\} + P\{X = 4\} = \dfrac{2}{3}$；

$P\{3 \leqslant X < 5\} = P\{X = 3\} + P\{X = 4\} = \dfrac{1}{3}$

三、连续型随机变量

对于连续型随机变量 X，如果存在一个定义在（$-\infty$，$+\infty$）上的非负可积函数 $f(x)$，使得对任意实数 a、$b(a < b)$ 都有

$$P\{a < X \leqslant b\} = \int_a^b f(x)\,\mathrm{d}x$$

则称 $f(x)$ 为 X 的密度函数，如图 $2-4$ 所示。

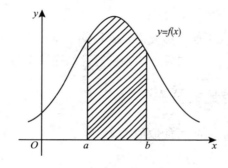

图 2 - 4　连续型随机变量密度函数

由定义知，连续型随机变量的密度函数 $f(x)$ 有下列基本性质。

1. 对任意实数 x，$f(x) \geqslant 0$。

2. $\displaystyle\int_{-\infty}^{+\infty} f(x)\,\mathrm{d}x = 1$。

设 $F(x) = P\{X \leqslant x\} = \displaystyle\int_{-\infty}^{x} f(t)\,\mathrm{d}t$，则称 $F(x)$ 为连续性随机变量 X 的分布函数。$F(x)$ 表示随机变量 X 落在 x 左侧的概率。

第五节　随机变量的数字特征

在许多实际问题中，有时人们并不着眼于研究随机变量的整个概率分布，而关注的是随机变量的某些特征值，通常称表示随机变量的某些概率特征的数字为随机变量的数

字特征，随机变量的数字特征在理论上和实践上都具有重要意义。下面讨论两个常用的重要数字特征：数学期望和方差。

一、数学期望

设离散型随机变量 X 的概率分布为

$$P\{X = x_k\} = p_k, k = 1, 2, \cdots$$

且级数 $\sum\limits_{k=1}^{\infty} x_k p_k$ 收敛，则称 $\sum\limits_{k=1}^{\infty} x_k p_k$ 为离散型随机变量 X 的数学期望或均值，记为 $E(X)$，即

$$E(X) = \sum_{k=1}^{\infty} x_k p_k$$

数学期望是随机变量取值关于其概率的加权平均值，它反映了随机变量 X 取值的真正 "平均"，故也称为均值。

例 2.5 现发行彩票 10 万张，每张 1 元。奖金设置如表 2-1 所示，试计算每张彩票的平均获奖金额。

表 2-1 奖金等级设置与概率

获奖等级	一等奖	二等奖	三等奖	四等奖	五等奖	无奖
奖金（元）	10000	5000	1000	100	10	0
个数	1	2	10	100	1000	98887
概率	$1/10^5$	$2/10^5$	$10/10^5$	$100/10^5$	$1000/10^5$	$98887/10^5$

解： 设获奖金额为随机变量 X，根据题意计算 X 的均值 $E(X) = \sum\limits_{k=1}^{6} x_k p_k = 10000 \times$ $\dfrac{1}{10^5} + 5000 \times \dfrac{2}{10^5} + 1000 \times \dfrac{10}{10^5} + 100 \times \dfrac{100}{10^5} + 10 \times \dfrac{1000}{10^5} + 0 \times \dfrac{98887}{10^5} = 0.5$

故平均获奖金额是 0.5 元，即花 1 元的代价，平均获得 0.5 元的回报。

设连续型随机变量 X 的概率密度为 $f(x)$，且积分 $\displaystyle\int_{-\infty}^{+\infty} |x| f(x) \mathrm{d}x$ 收敛，则称积分 $\displaystyle\int_{-\infty}^{+\infty} x f(x) \mathrm{d}x$ 为连续型随机变量 X 的数学期望或均值，记为 $E(X)$，即

$$E(X) = \int_{-\infty}^{+\infty} x f(x) \mathrm{d}x$$

例 2.6 设随机变量 X 服从的概率密度为

$$f(x) = \begin{cases} \dfrac{1}{b-a}, & a \leqslant x \leqslant b \\ 0, & other \end{cases}$$

则称 X 在区间 $[a, b]$ 上服从均匀分布，试求其数学期望 $E(X)$。

解: $E(X) = \int_{-\infty}^{+\infty} xf(x)\mathrm{d}x = \int_{-\infty}^{a} x \cdot 0\mathrm{d}x + \int_{a}^{b} x \cdot \frac{1}{b-a}\mathrm{d}x + \int_{b}^{+\infty} x \cdot 0\mathrm{d}x = \frac{1}{b-a}\int_{a}^{b} x\mathrm{d}x =$

$\frac{1}{b-a} \cdot \frac{x^2}{2}\Big|_{a}^{b} = \frac{1}{b-a} \cdot \frac{b^2-a^2}{2} = \frac{1}{2}(b+a)$

即 $E(X)$ 恰为区间 $[a, b]$ 的中点。

二、方差

设 X 是一个随机变量，其数学期望 $E(X)$ 存在，如果 $E[X-E(X)]^2$ 存在，则称 $E[X-E(X)]^2$ 为 X 的方差，记为 $D(X)$，即

$$D(X) = E[X-E(X)]^2$$

而称

$$\sigma(X) = \sqrt{D(X)}$$

为 X 的标准差。

方差刻画了随机变量 X 的取值偏离其均值的分散程度，方差越大，X 的取值越分散；方差越小，则 X 的取值越集中。

1. 若 X 是离散型随机变量，其概率分布为 $P\{X=x_i\} = p_i$，$i=1, 2, \cdots$，则

$$D(X) = \sum_{i=1}^{\infty} [x_i - E(X)]^2 \cdot p_i$$

2. 若 X 是连续型随机变量，其密度为 $f(x)$，则

$$D(X) = \int_{-\infty}^{+\infty} [x - E(X)]^2 f(x)\mathrm{d}x$$

利用数学期望的性质可得方差计算公式：

$$D(X) = E(X^2) - [E(X)]^2$$

例 2.7 某药厂甲、乙两名工人在一天中生产的次品数分别是两个随机变量 X、Y，假定两人日产量相等，其次品数的概率分布表如表 2-2、2-3 所示。

表 2-2 X 的概率分布

X	0	1	2	3
P	0.4	0.3	0.2	0.1

表 2-3 Y 的概率分布

Y	0	1	2
P	0.3	0.5	0.2

（1）分别求随机变量 X、Y 的均值和方差。

（2）评价甲、乙两人技术的好坏。

解：（1）由 $E(X) = \sum_{k=1}^{\infty} x_k p_k$，有

$$E(X) = 0 \times 0.4 + 1 \times 0.3 + 2 \times 0.2 + 3 \times 0.1 = 1$$
$$E(Y) = 0 \times 0.3 + 1 \times 0.5 + 2 \times 0.2 = 0.9$$

由 $D(X) = \sum_{k=1}^{+\infty} (x_k - E(X))^2 p_k$，有

$$D(X) = (0-1)^2 \times 0.4 + (1-1)^2 \times 0.3 + (2-1)^2 \times 0.2 + (3-1)^2 \times 0.1 = 1$$
$$D(Y) = (0-0.9)^2 \times 0.3 + (1-0.9)^2 \times 0.5 + (2-0.9)^2 \times 0.2 = 0.49$$

这里是用方差的定义来计算方差，也可以尝试一下用公式 $D(X) = E(X^2) - [E(X)]^2$ 来计算方差。

（2）甲平均每天的次品数高，且稳定性差；乙平均每天的次品数低，且稳定性好。显然，工人乙的技术较好。

第六节　常用随机变量的分布

一、二项分布

在相同的条件下独立地进行 n 次试验，且每次试验只有两个相互对立的结果：A 和 $\overline{A}$，这样的试验称为 n 重贝努利试验。

例如，多次重复投掷同一枚硬币，观察是否正面向上；用某种药物对多个同类病人进行治疗，观察各个病人的治疗是否有效；在一批产品中进行有放回抽样，观察抽到的是否为次品等，都属于贝努里试验的模型。

在 n 重贝努里试验中，如果每次试验中 A 事件发生的概率为 p，则 $\overline{A}$ 的概率为 $1-p = q$，设 X 为 n 重贝努里试验中 A 事件发生的次数，则随机变量 X 的概率分布为

$$P(X=k) = C_n^k p^k q^{n-k}, k = 0, 1, \cdots$$

称 X 所服从的分布为二项分布，记为 $X \sim B(n,p)$。这里 n，p 为参数，$1-p = q$，C_n^k 是组合数，其中 $p_k = C_n^k p^k q^{n-k}$ 恰好是二项式 $(p+q)^n$ 的通项，这也是二项分布名称的来历。

二项分布 $B(n,p)$ 的数学期望和方差分别为：$E(X) = np$，$D(X) = npq$。

例 2.8　已知某种药物的有效率为 60%，现有 5 个病人服用该药物，试求：

（1）恰有 1 人治愈的概率。

（2）至多有 1 人治愈的概率。

解：设 X 表示 5 人中病愈的人数，显然 $X \sim B(5, 0.6)$。

（1）$P\{X=1\} = C_5^1 \times 0.6^1 \times 0.4^4 = 0.0768$

用 Minitab 软件进行计算：

由指令"计算—概率分布—二项"进入"二项分布"对话框，按图 2-5 进行设置。

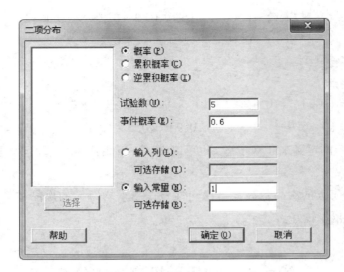

图 2 - 5　二项分布对话框

点击"确定",在会话窗口可得到:

概率密度函数	
二项分布,$n = 5$ 和 $p = 0.6$	
x	$P(X = x)$
1	0.0768

所以 $P(X = 1) = 0.0768$。

（2）$P\{X \leqslant 1\} = P\{X = 0\} + P\{X = 1\} = 0.01024 + 0.0768 = 0.08704$。

用 Minitab 软件进行计算:

由指令"计算—概率分布—二项"进入"二项分布"对话框,将图 2 - 5 中的"概率"改为选中"累积概率",其他设置不变,点击"确定",在会话窗口可得到:

累积分布函数	
二项分布,$n = 5$ 和 $p = 0.6$	
x	$P(X <= x)$
1	0.08704

类似地,有关常见的随机变量分布的概率运算都可以借助 Minitab 软件完成。

例 2.9　某车间有各自独立运行的压片机若干台,设每台压片机发生故障的概率为 0.01,每台压片机的故障需要一名维修工来排除。现考虑两种维修实施方案:

（1）一人负责 15 台压片机的维修。

（2）3 人共同负责 80 台压片机的维修。

试求在这两种方案下压片机发生故障而得不到及时维修的概率,从而比较两种方案的优劣。

解：依题意，维修人员是否能及时维修压片机，取决于同一时刻发生故障的压片机数。

对第（1）种方案，设 $X = \{15$ 台压片机中同一时刻发生故障的台数$\}$

则 X 服从 $n = 15$，$p = 0.01$ 的二项分布，即 $X \sim B(15, 0.01)$。而

$$P(X = k) = C_{15}^{k}(0.01)^{k}(0.99)^{15-k}, k = 0, 1, \cdots, 15$$

故所求概率为 $P(X \geqslant 2) = 1 - P(X \leqslant 1) = 1 - 0.99037 = 0.00963$

对第（2）种方案，当 3 人共同负责 80 台压片机的维修时，设

$$Y = \{80$$ 台压片机中同一时刻发生故障的台数$\}$$

则 Y 服从 $n = 80$，$p = 0.01$ 的二项分布，即 $Y \sim B(80, 0.01)$

$$P(Y = k) = C_{80}^{k}(0.01)^{k}(0.99)^{80-k}, k = 0, 1, \cdots, 80$$

$$P(Y \geqslant 4) = 1 - P(Y \leqslant 3) = 1 - 0.991341 = 0.008659$$

请用 Minitab 软件，计算 $P(X \leqslant 1)$ 和 $P(Y \leqslant 3)$ 的值。

我们发现，采用第（2）种方案平均每人需维修 27 台，不仅比第（1）种方案效率提高了 80%，而且其管理质量也得到了提高，显然第（2）种方案更佳。该案例也体现了概率统计的研究对于国民经济特别是生产管理等方面问题的解决所具有的重要意义。

二、泊松分布

泊松分布也是一种重要的离散型分布，由法国数学家泊松于 1837 年首次提出。人们发现许多稀疏现象，如一定时间内，某操作系统发生故障的次数，一件产品上的缺陷数，某地区某少见疾病的发病数，三胞胎数等都服从或近似服从泊松分布。

如果随机变量 X 的概率分布为

$$P(X = k) = \frac{\lambda^{k}}{k!}e^{-\lambda}, k = 0, 1, 2, \cdots$$

则称 X 服从参数为 λ 的泊松分布，记作 $X \sim P(\lambda)$。

泊松分布的数学期望和方差分别为：$E(X) = \lambda$，$D(X) = \lambda$。

三、正态分布

正态分布是质量管理中最重要也是最常用的分布，许多质量管理中的统计分析方法都是以正态分布理论为基础的。

若随机变量 X 有概率密度

$$f(x) = \frac{1}{\sqrt{2\pi}\sigma}e^{-\frac{(x-\mu)^2}{2\sigma^2}}, -\infty < x < +\infty$$

称 X 服从参数为 μ，σ^2 的正态分布，记作 $X \sim N(\mu, \sigma^2)$。

可以证明：正态分布的数学期望 $E(X) = \mu$，方差 $D(X) = \sigma^2$。

正态分布的概率密度函数 $f(x)$ 对应的图形（图 2 - 6）称为正态曲线。正态曲线为 x 轴

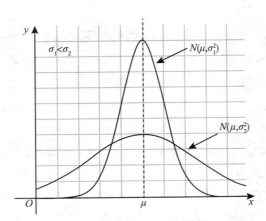

图 2-6 正态分布不同 σ 的密度曲线图

上方的"钟形"光滑曲线，关于 $x = \mu$ 对称，其中心位置由均值 μ 确定，并在 $x = \mu$ 达到最大值，而分布的方差决定曲线的形状，σ^2 越大，曲线愈平缓，σ^2 越小，曲线愈陡峭。

正态分布的分布函数记为：

$$F(x) = P(X \leq x) = \int_{-\infty}^{x} \frac{1}{\sqrt{2\pi}\,\sigma} e^{-\frac{(t-\mu)^2}{2\sigma^2}} \mathrm{d}t$$

则有

$$P(X > x) = 1 - P(X \leq x) = 1 - F(x)$$

若随机变量 X 服从正态分布，则 X 落在区间 $[a, b]$ 内概率为：

$$P(a \leq X \leq b) = F(b) - F(a)$$

图 2-7 中的阴影部分面积，即为正态分布的分布函数 $F(x)$ 的值。

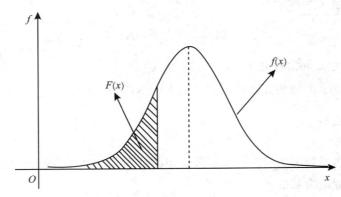

图 2-7 正态分布的分布函数

如果随机变量 X 服从正态分布，则 $F(x)$ 都可以利用 Minitab 软件计算出来。

我们把 $\mu = 0$，$\sigma^2 = 1$ 时的正态分布称为标准正态分布，记作 $X \sim N(0, 1)$。

对标准正态分布，通常用 $\varphi(x)$ 表示其密度函数，用 $\Phi(x)$ 表示分布函数，即

$$\varphi(x) = \frac{1}{\sqrt{2\pi}} e^{-\frac{x^2}{2}}, \quad -\infty < x < +\infty$$

$$\Phi(x) = P(X \leqslant x) = \int_{-\infty}^{x} \frac{1}{\sqrt{2\pi}} e^{-\frac{t^2}{2}} \mathrm{d}t, \quad -\infty < x < +\infty$$

标准正态分布密度函数的图像（图 2-8）是一条关于 y 轴对称，中间高，两边低的"钟形"曲线。

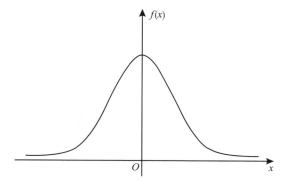

图 2-8　标准正态分布的密度曲线图

例 2.10　设 $X \sim N(3,2^2)$，求（1）$P(-2 < X \leqslant 8)$；（2）$P(X > 3)$。

解：（1）由 $X \sim N(3,2^2)$ 知，$\mu = 3$，$\sigma = 2$，则 $P(-2 < X \leqslant 8) = F(8) - F(-2)$

下面利用 Minitab 软件计算 $F(-2)$：

由指令"计算—概率分布—正态"进入"正态分布"对话框，按图 2-9 进行设置。

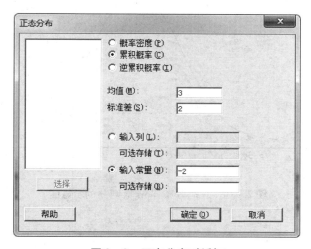

图 2-9　正态分布对话框

点击"确定"按钮，即可在会话窗口显示计算结果：

累积分布函数	
正态分布，均值 = 3 和标准差 = 2	
x	$P(X <= x)$
-2	0.0062097

由此得：$F(-2)=0.0062097$，同理可得：$F(8)=0.993790$

所以，$P(-2<X\leqslant 8)=F(8)-F(-2)=0.993790-0.0062097=0.9875803$

（2）$P(X>3)=1-P(X\leqslant 3)=1-F(3)=1-0.5=0.5$

例2.11 设 $X\sim N(\mu,\sigma^2)$，求 $P(\mu-k\sigma\leqslant X\leqslant\mu+k\sigma)$，$k=1$，2，3。

解： 由题意知

$$P(\mu-k\sigma\leqslant X\leqslant\mu+k\sigma)=P(-k\leqslant\frac{X-\mu}{\sigma}\leqslant k)=\Phi(k)-\Phi(-k)=2\Phi(k)-1$$

$k=1$ 时，$P(\mu-\sigma\leqslant X\leqslant\mu+\sigma)=2\Phi(1)-1=0.6827$

$k=2$ 时，$P(\mu-2\sigma\leqslant X\leqslant\mu+2\sigma)=2\Phi(2)-1=0.9545$

$k=3$ 时，$P(\mu-3\sigma\leqslant X\leqslant\mu+3\sigma)=2\Phi(3)-1=0.9973$

这说明当 $X\sim N(\mu,\sigma^2)$ 时，随机变量 X 的值大多落在 $[\mu-2\sigma，\mu+2\sigma]$ 内，落在 $[\mu-3\sigma，\mu+3\sigma]$ 之外的概率很小，不到3‰，即 X 的值几乎全部落在区 $[\mu-3\sigma，\mu+3\sigma]$ 内，这称为"3σ 原则"（图2-10）。该原则在实际问题的统计推断中，特别是在产品的质量检测中有着重要作用。在质量检测中应用该原理，将 $\bar{x}\pm 2S$ 作为上下警戒值，$\bar{x}\pm 3S$ 作为上下控制值，其中 $\bar{x}$ 是 μ 的估计值，S 是 σ 的估计值。

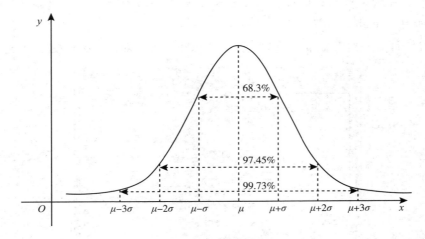

图2-10 正态分布"3σ 原则"的示意图

⌘ 知识链接

G. H. 盖洛普与民意测验统计

G. H. 盖洛普（George Horace Gallup，1901—1984），美国舆论统计学家和民意测验统计的创始人。先后获文学士、心理学硕士和新闻学博士学位，其博士论文《应用客观方法衡量读者对报纸兴趣的一种新技术》包含着后来发展为盖洛普民意测验和舆论统计的思想。1929年起在德雷克大学担任新闻学系主任；1935—1937年任哥伦比亚大学新闻学院客座教授，并在1935年于新泽西州的普林斯顿创立美国舆论研究所，正式举办各种全国性民意调查。

1936 年，当时非常流行的《文摘》杂志给美国选民邮寄了 1000 万份总统选举预测的调查表，其收回的 240 万份问卷结果表明，共和党总统候选人兰登（A. Landon）将获得 57% 的选票而获胜，而民主党总统候选人罗斯福（F. D. Roosevelt）只获得 43% 的选票。从 1916 年以来，《文摘》杂志在每次总统选举前都正确预测了总统选举的获胜者。而刚刚成立的盖洛普的研究所仅仅从美国选民随机抽取了 2000 名选民，其抽样预测结果表明罗斯福将获得 54% 的选票并获胜。真实的选举结果是罗斯福获得了压倒多数的 62% 的选票，而兰登仅获得 38% 的选票。虽然盖洛普的预测也有误差，但其总的趋势表明盖洛普民意测验的正确性，并且抽取的样本容量与《文摘》相比少得令人难以置信。

实际上，《文摘》当年是从诸如电话号码簿、俱乐部会员表、杂志订阅和汽车注册等这样的来源得到其抽样源，而共和党人一般比民主党人更富裕，同时《文摘》的调查完全依靠自愿回答。而盖洛普的民意测验则采用一种新的代表性抽样调查方法，是根据年龄、性别、教育程度、职业、经济收入、宗教信仰等标准，在全国各地区按比例选择测验对象，派调查员亲自去调查访问，根据统计测验结果进行分析，作出说明。由此不难得知《文摘》预测落败，盖洛普的民意测验胜出的主要原因了。

1936 年对总统候选人的正确预测，为盖洛普和他的研究所赢得了威望，并成为美国甚至世界上最负盛名的民意调查机构。自从 1936 年以来，盖洛普在进行每四年一届的总统选举预测中，总是用 1000—2000 人的样本代表近 2 亿的成年选民进行快速预测，除了在 1948 年错报外，其余各次的预测结果都是正确的，而且平均误差在 2% 之内。盖洛普也逐渐成了民意测验的代名词了。

1984 年盖洛普因心脏病猝发在瑞士病故，终年 82 岁。他留下的主要著作有：《一个民主国家的民意测验场所》（1939 年）、《民主国家的舆论》（1939 年）、《民主测验指南》（1944 年）。

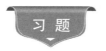

习题

1. 测得某地 10 名 20 岁健康男大学生身高（cm）分别为：

174，173，171，179，174，176，166，170，183，172

试计算其均数、中位数、众数、极差、方差、标准差和变异系数。

2. 在某试验中，用洋地黄溶液分别注入 10 只豚鼠体内，直至动物死亡，将致死量折算至原来洋地黄叶粉的质量，数据记录如下（单位：mg/kg）：

93.7，92.8，105.4，92.6，97.9，98.2，99.0，89.2，99.2，126

试计算洋地黄叶粉致死量的均数、中位数、众数、极差、方差、标准差和变异

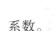

系数。

3. 某药治某病的治愈率为 70%，今用该药治病 10 例。试求：

（1）10 人中治愈人数的概率分布；

（2）恰有 2 例治愈的概率；

（3）至少有 2 人治愈的概率；

（4）10 人中治愈的平均人数。

4. 在片剂药品的分类指标光洁度检验中，如果 85%（$p = 0.85$）的产品是优等品，那么每次抽 10 个产品，试求：

（1）检验到 4 个、8 个和 9 个优等品的概率是多少？

（2）检验到不超过 7 个优等品的概率是多少？

（3）检验到至少 5 个优等品的概率是多少？

5. 某高校男生身高（cm）X 服从正态分布 $N(173, 5^2)$，现任选一名男生，试求

（1）该男生身高在 $170 \sim 178$（cm）之间的概率；

（2）该男生身高超过 182（cm）的概率；

（3）该高校男生的平均身高值。

6. 结合生活实际，做一次调查抽样（如本校大学生平均月生活费、每天体育活动时间、每天上网时间、每周阅读时间等），并对样本数据进行处理，看看能得出什么结论。

第三章　统计图形分析

📖 知识目标

1. **掌握**　常用统计图形的制作。
2. **熟悉**　常用统计图形的作用。
3. **了解**　常用统计图形的定义。

👉 能力目标

1. 能够熟练运用 Minitab 软件制作常用统计图形。
2. 能对制作的统计图形进行分析。

质量管理中有两个最重要的任务，就是质量控制和质量改进。质量控制就是维持产品的质量现状，致力于满足质量要求，使产品质量保持在已经达到的水平；而质量改进就是改进现状，增强满足质量要求的能力，使产品质量有所改进或者有明显的提高，以达到一个新的更高的质量水平。

要使质量得到改进，企业必须对质量现状加以分析，找出质量问题，寻找和采取措施，促进问题的解决，使得质量得到提高。在产品质量分析和改进中经常用到统计图形，对质量管理数据进行分析，揭示质量数据的分布特征和规律。

统计图形是根据统计数字，用几何图形和事物形象等绘制的各种图形。它具有直观、形象、生动、具体等特点。统计图可以使复杂的统计数字简单化、通俗化、形象化，使人一目了然，便于理解和比较。因此，统计图在统计资料整理与分析中占有重要地位，并得到广泛应用。

在药品质量管理中，常用的统计图形分析工具有很多，如饼图、条形图、排列图、因果图、散点图、直方图、时间序列图等。

第一节　饼　图

一、定义

饼图，又称饼状图，是一个被划分为几个扇形的圆形统计表。通过将一个圆饼按照分类的占比划分成多个区块（扇形），整个圆饼代表数据的总量，每个区块（扇形）表示该分类占总体的比例大小，所有区块（扇形）占比的加和等于100%。

数据要求：频数分布的离散型变量。

二、作用

1. 用于描述变量、频率或百分比之间的相对关系。
2. 用于反映各个部分与总体的关系。

三、案例

例 3.1　2014 年某省制药产业主营业务中化学原料药收入 90.72（亿元）、化学制剂收入 77.76（亿元）、中药饮片收入 12.96（亿元），中成药收入 45.36（亿元）、生物制药收入 97.2（亿元）。请制作 2014 年该省制药产业主营业务收入组成饼图。

解：用 Minitab 制作饼图。

（1）制作工作表，C1 列输入"主营业务"数据，C2 列输入"收入金额（亿元）"数据。

（2）由指令"图形—饼图"进入"饼图"对话框。

（3）按图 3 - 1 进行设置，点击"标签"，出现"饼形图标签"对话框，按图 3 - 2 进行设置后，点击"确定"按钮返还"饼图"对话框。

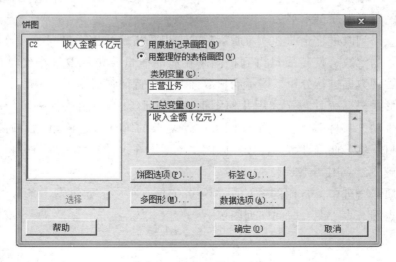

图 3 - 1　饼图对话框

（4）在"饼图"对话框中点击"确定"按钮，得到饼图（图 3 - 3）。

（5）结果分析：2014 年生物制药、化学原料药及化学制剂三者的主营收入占该省制药产业主营收入的 82%，是三大支柱主营收入。

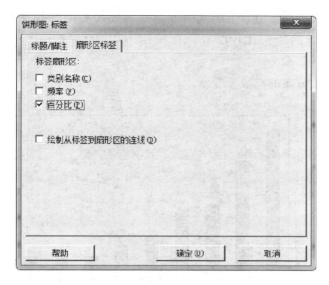

图 3 – 2　饼形图标签对话框

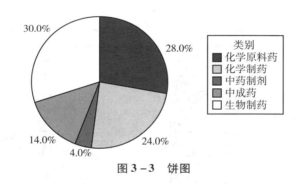

图 3 – 3　饼图

四、注意事项

满足下列条件的数据适合制作饼图。

1. 分类少，每个类别的数据差别较大。
2. 数据大量重复出现。
3. 人眼对面积的识别较差，可选情况下，可以优先使用下节的条形图。

第二节　条形图

一、定义

条形图，又称长条图，是用宽度相同的条形的高度或长短来表示数据多少的图形。

按照条形排列方式的不同，可分为纵式条形图（又称柱形图）和横式条形图；按照分析作用的不同，可分为条形比较图和条形结构图。图3－4～图3－7为四种常见条形图。

数据要求：频数分布的离散型变量。

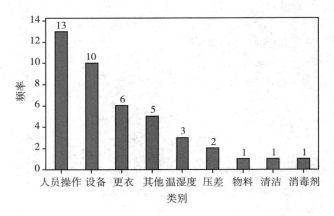

图3－4　简单条形图

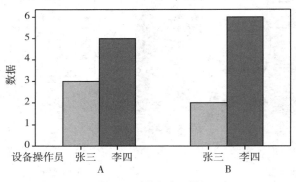

图3－5　分组条形图

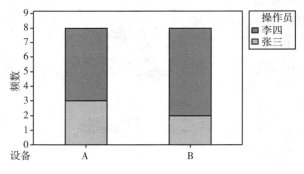

图3－6　堆积条形图

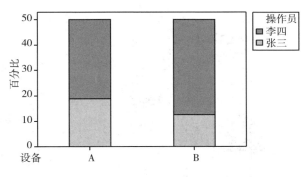

图3－7 百分化堆积条形图

二、作用

1. 能够使人们一眼看出各个数据的大小。
2. 易于比较数据之间的差别。

三、案例

例3.2 某制药企业2014年共收到药品不良反应报告127份，其中来自个人3份、生产企业5份、经营企业46份、医疗机构73份；2013年共收到药品不良反应报告148份，其中来自个人5份、生产企业8份、经营企业50份、医疗机构85份。请制作：

（1）2014年药品不良反应报告来源情况分析条形图。

（2）2014年与2013年不良反应分类情况分析条形图。

解：用Minitab制作条形图，首先制作工作表，C1列输入"来源"数据，C2列输入"2014年"数据，C3列输入"2013年"数据。

（1）制作2014年药品不良反应报告来源情况分析条形图：

①由指令"图形—条形图"进入"条形图"对话框，按图3－8进行设置后，点击"确定"按钮。

②在新打开的对话框中，按图3－9进行设置，并点击"标签"，出现"条形图标签"对话框，按图3－10进行设置后，点击"确定"按钮。

③点击"确定"按钮，得到条形图（图3－11）。

（2）制作2014年与2013年不良反应分类情况分析条形图。

①由指令"图形—条形图"进入"条形图"对话框，按图3－12进行设置后，点击"确定"按钮。

②在新打开的对话框中，按图3－13进行设置，并点击"标签"，出现"条形图标签"对话框，如图3－14进行设置后，点击"确定"按钮。

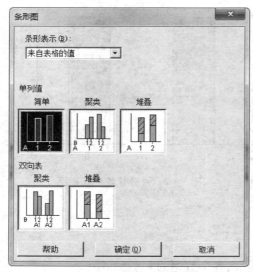

图 3 - 8　条形图对话框

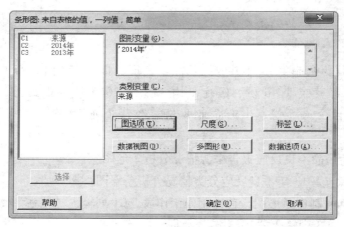

图 3 - 9　条形图对话框

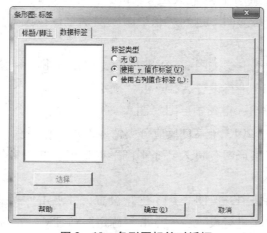

图 3 - 10　条形图标签对话框

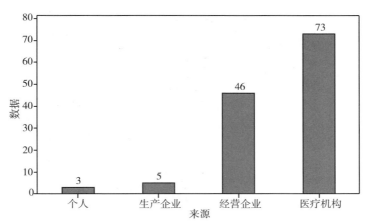

图 3 - 11 2014 年药品不良反应报告来源情况分析条形图

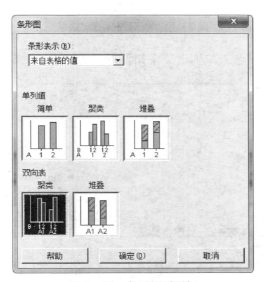

图 3 - 12 条形图对话框

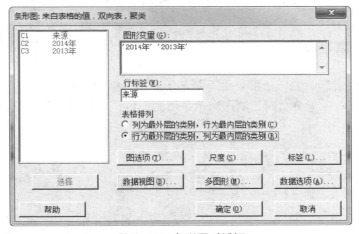

图 3 - 13 条形图对话框

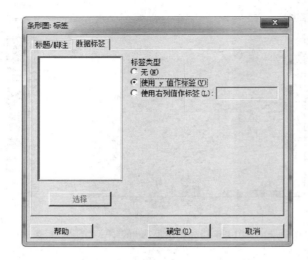

图 3 – 14　条形图标签对话框

③在条形图对话框中点击"确定"按钮，得到条形图（图 3 – 15）。

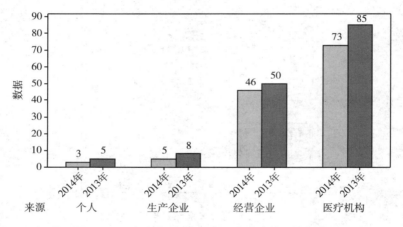

图 3 – 15　2014 年与 2013 年不良反应分类情况分析条形图

四、注意事项

1. 条形图对话框中的"条形表示"是基于原始数据的排布方式。

2. 当数据只有一组分类时，制作简单条形图即可；当数据有两个及以上分类时，可制作聚类或堆积条形图。

第三节　排列图

意大利经济学家帕累托（Pareto）在分析社会财富分配状况时发现，80％的财富集中在20%的少数人手中，这种80/20关系就是帕累托原理。美国人朱兰（Joseph Ju-ran）博士对此加以推广，发现企业生产线上80%的故障发生在20%的机器上，员工引起的问题中80%的问题是由20%的员工引起的，这就是所谓的"关键的少数和次要的多数"的关系。排列图是一种根据帕累托原理寻找主要因素、抓住主要矛盾的方法。

一、定义

排列图，又称帕累托图、主次因素分析图或柏拉图，是为寻找影响产品质量的主要问题，根据归集的数据，以不良原因、不良状况发生的现象，有系统地加以项目别（层别）分类，计算出各项目别所产生的数据（如不良率、损失金额）及所占的比例，再依照大小顺序排列，用从高到低的顺序排列成矩形，表示各原因或状况出现频率高低的一种图表。

排列图要以项目别（现象别）为前提，以经顺位调整过后的统计表才能绘制。

二、作用

1. 认知重要问题。在影响产品质量的若干项目中，找出主要影响项目。

2. 识别质量改进重点。以主要项目为改善要点（可忽略后几项）入手解决问题，收效最大，经济效果最好。

3. 配合因果图作分析使用。

4. 确认质量改进效果。通过制作实施质量改进前后的排列图，并进行对比，可以判定质量改进措施是否有效。

5. 用于工作报告。通过制作排列图可以直观清晰地反映出当前企业质量问题的状况。

三、案例

例3.3 在对一个产品有关安瓿瓶标签投诉分析时发现，无标签2起，无文字6起，文字不清的有11起，粘贴不牢的有7起，标签歪斜的有15起，标签破损的有2起。请运用排列图进行分析。

解： 用Minitab制作排列图。

（1）制作工作表，C1列输入"标签缺陷"数据，C2列输入"投诉数"数据。

（2）由指令"统计—质量工具—Pareto图"进入"Pareto图"对话框。

（3）在"Pareto图"对话框中按图3-16进行设置。

（4）点击"确定"按钮，得到排列图（图3-17）。

（5）结果分析：由于"标签歪斜""文字不清""粘贴不牢"三个项目所占比例达到了76.7%，所以标签缺陷主要有这三项，应该重点加以改进。

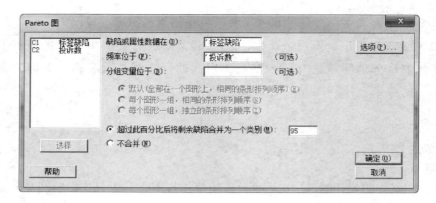

图 3 – 16　**Pareto** 图对话框

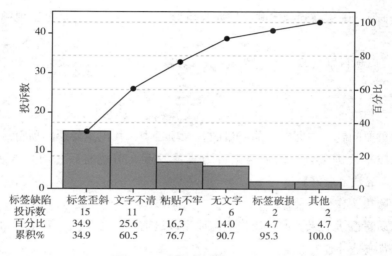

标签缺陷	标签歪斜	文字不清	粘贴不牢	无文字	标签破损	其他
投诉数	15	11	7	6	2	2
百分比	34.9	25.6	16.3	14.0	4.7	4.7
累积%	34.9	60.5	76.7	90.7	95.3	100.0

图 3 – 17　标签缺陷的 **Pareto** 图

四、注意事项

1. 对排列图进行分析时，通常将累计影响度划分为三类区间。

0 ~ 80%（或以上）	A（类）	主要因素→改善
80% ~ 90%	B（类）	次要因素→舍去
90% ~ 100%	C（类）	一般因素→舍去

2. 重点管理占80%的前几项不良项目，其他剩余的项目并非全然不予理会，当前几项不良项目消失后，后面几个不良项目所占比例就会升上来，成为必须重点解决不良项目。

3. 在现场管理中，排列图通常在不良品的等级、种类、数量、损失金额、原因的分析上用的较多。

第四节　因果图

　　质量管理的目的在于控制生产过程，提高药品质量，以进一步降低成本，提高企业效益。在药品生产过程中，经常会出现质量问题，为了解决这些问题就必须查找和分析原因，采取措施，解决问题。由于药品质量问题的原因错综复杂，多种多样，因果图就是通过头脑风暴法，集思广益，找出影响药品质量的这些因素，并将它们与特性值一起，按相互关联性整理而成的层次分明、条理清楚，并标出重要因素的图形。

　　因果图是日本管理大师石川馨先生在 1953 年所提出的，故名"石川图"，也叫特性要因图，鱼骨图，是一种发现问题"根本原因"的方法。

一、定义

　　因果图是继找出质量主要问题后，用来分析结果（特性）与原因（影响特性的要因）之间因果关系的图表，如图 3 - 18 所示。

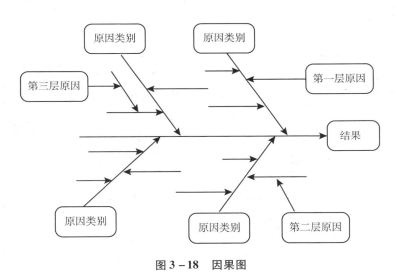

图 3 - 18　因果图

　　数据要求：文本型数据，子分支单独一列。

二、作用

　　1. 分析影响产品质量的具体原因或寻找对策方案。

　　2. 有利于激励全体成员智慧的发挥以及提高自己的认识水平。

　　3. 可有效地提高现场的管理及改善水平，促进问题的解决。

4. 可对直方图、控制图所显示的不稳定状态进行原因分析。

三、制作方法

1. 确定问题 确定需要分析的质量问题，作为问题（结果或者特性）。

2. 确定原因类别 确定该质量问题中影响质量原因的分类方法，主要从人、机、料、法、环、测（5M1E）6 个方面进行查找。

3. 寻找各层原因 将上述 6 个方面的原因进行进一步展开，寻找所有下一层次的原因，并画在相应的主枝上，并继续发展下去。一个完整的因果图至少有两层，经常有三层或者更多层。

4. 寻找主要原因 从最高层次的原因中选取（3~5 个）可能对结果有最大影响的原因，对它们收集数据进行分析，根据分析结果采取控制措施。

四、案例

例 3.4 某注射剂生产车间，发现灌装区微生物超标。为了查找微生物超标原因，车间 QC 小组召集相关人员，运用头脑风暴法，查找相关原因，如下表所示，其中微生物培养为次级分支。请绘制微生物超标因果图。

人员	流程	环　　境	设　　备	生产用相关物料	微生物培养
生产人员	取样方法	实验室环境	部分模块无法拆除灭菌	灌装物件	培养时间问题
维修人员	装机顺序	针剂车间其他房间	处理倒瓶	微生物用品	培养温度错误
取样人员	微生物培养	人员取样		胶塞	
		空调系统		西林瓶	
				衣服	

解： 用 Minitab 制作因果图。

（1）制作工作表。将题目中"人员""流程""环境""设备""生产用相关物料"的数据分别输入 C1~C5 列。

（2）由指令"统计—质量工具—因果"进入"因果图"对话框。

（3）在"因果图"对话框中按图 3-19 进行设置。首先设置标签列，此标签将会作为分支名称显示在图上。然后根据标签选择对应的内容列。另外，对于"流程"中的"微生物培养"有次级分支。点击流程后面的"子…"按钮。在弹出的子菜单的"微生物培养"标签前的文本框中，选择"微生物培养"列，如图 3-20 所示。

（4）点击"确定"按钮，得到"灌装区微生物超标因果图"（图 3-21）。

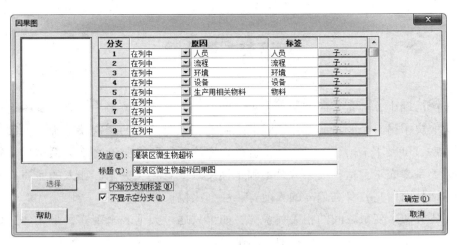

图 3 - 19　因果图对话框

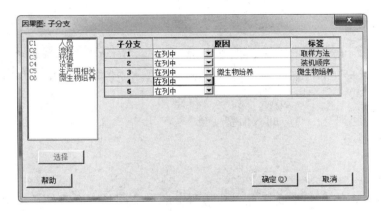

图 3 - 20　因果图子分支对话框

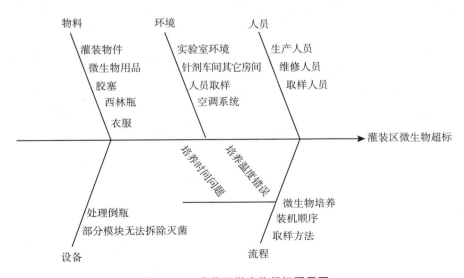

图 3 - 21　灌装区微生物超标因果图

第五节　散点图

在生产活动中，经常要研究两个变量之间的关系。这些关系中，有的是一个变量的变化完全取决于另一个变量的变化，它们之间的关系是确定的，这就是确定性关系或者是函数关系，可以用 $y = f(x)$ 来表示。还有一些关系，虽然变量之间关系密切，但不能够用函数关系来表示，这种关系就是不确定性关系或者相关关系。如人的血压一般会随着年龄的增长而增高，身高越高的人前臂一般会比较长等。

如何研究两个变量之间的相关关系呢？如果只通过数据表来观察，是无法分析两个变量之间的关系的，这就需要借助散点图来进行直观分析。

一、定义

散点图又称"散布图""相关图"，是将两个变量的数据以坐标点的形式在直角坐标系中标注，图上每个点都代表了一组数据，散点图能够反映两个对应变量间的相关关系。

数据要求：两列——对应的数值型变量。

二、作用

1. 根据散点图的点子云形状直观判断两个变量之间是否存在相关关系、相关程度如何。

2. 作因果图的后续工具证实变量间的因果关系。

三、相关关系分析

图 3–22 给出了几种较为典型的散点图。图 a、c 中，从总体上看，y 随 x 增大呈直线上升的趋势，而 a 较 c 更明显，两者均属正线性相关。而图 b、d 中的散点呈直线下降趋势，均属负线性相关。另外图 e、f 反映的却是与线性相关完全不同的情形，属非线性相关。图 e 中，x 和 y 的散点分布完全不规则，属不相关。而图 f 中，x 与 y 之间存在某种曲线联系，属曲线相关。注意，这里我们所说的相关是指线性相关，实际问题中，当 x 与 y 不相关（非线性相关）时，应进一步核实是指 e 的完全不相关情形还是 f 的曲线相关情形。

图 3–23 不同类型的散点图（上左：带回归线的简单散点图；上右：短阵散点图；下：气泡图）。

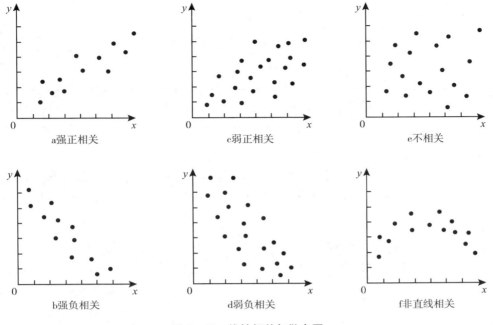

图 3 - 22 线性相关与散点图

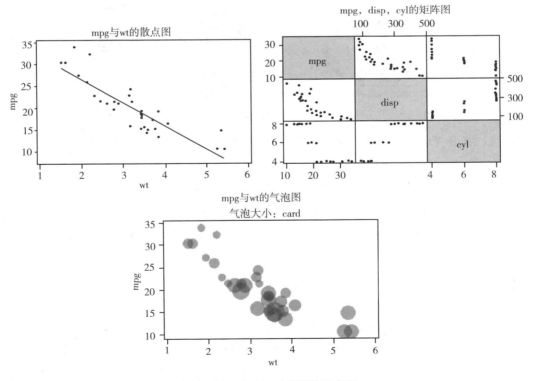

图 3 - 23 几种不同类型的散点图

四、案例

例3.5 今有年龄（岁）与血压（kPa）的资料如下，试制作血压关于年龄的散点图，并对散点图进行简要分析。

年龄（x）	13	17	19	20	23	26	28	33	34	38	42	45
血压（y）	12.3	12.3	12.8	13.6	13.3	13.9	13.6	14.0	14.5	14.3	14.5	15.9

解：用 Minitab 软件制作散点图。

（1）制作工作表：C1 列输入"年龄"数据，C2 列输入"血压"数据。

（2）由指令"图形—散点图—简单—确定"进入"散点图：简单"对话框，按图 3-24 进行设置。

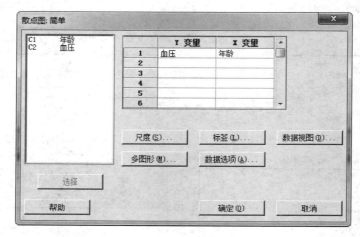

图 3-24　工作表与散点图对话框

（3）点击"确定"按钮，即可得到散点图（图 3-25）。

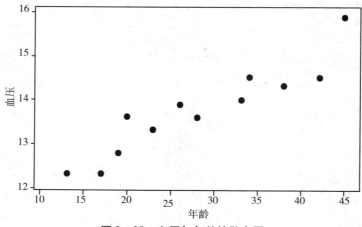

图 3-25　血压与年龄的散点图

（4）散点图分析：从上图中可以看出，血压与年龄是强正相关，说明年龄增加，导致血压也增加。

第六节 直方图

一、定义

直方图是将从生产过程中收集来的质量数据，按其顺序分成若干间隔相等的组，以组距为底，以落入各组的频数为高的若干个矩形排列的图形。

数据要求：数值型变量。

二、作用

作直方图的目的就是通过观察图的形状，判断生产过程或成品的控制项目测试数据的数据分布。具体来说，作直方图作用如下。

1. 能比较直观地观察出产品质量特性值的分布状态，借此可以判断出过程是否存在异常数据，并进行过程质量分析。

2. 便于掌握过程能力及保证产品质量的程度，并通过过程能力来估算产品的不合格品率。

3. 可以精确计算产品的质量特性值。

4. 可以判断生产过程是否发生异常，并判断产品是否出自同一个总体。

三、直方图形状分析

直方图形状分析见表3-1。

表3-1 直方图形状分析

常见类型	图 例	形 状	可能产生的原因
正常型		中间高，两边低，左右对称	初步判断为生产过程是正常的、稳定的或工序加工能力是充足的
锯齿型		直方图柱子无规则地长短不一，顶端凹凸不平	①做频数分布表时样本量较少或分组过多 ②测量方法不当或者读数不准确 ③量具的精度较差
偏峰型		峰偏在一边，而另一边尾巴较长	①当下限（或上限）受到公差等因素限制时 ②操作者的个人习惯 ③剔除了不合格品后作的图形 ④质量特性值的单侧控制造成

续表

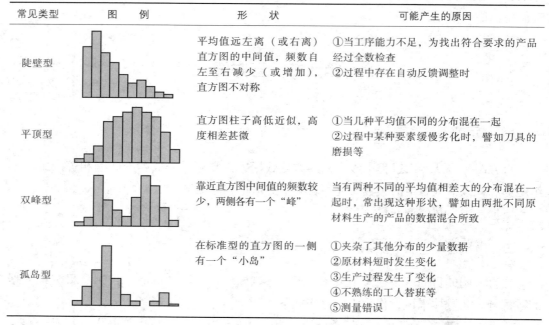

常见类型	图 例	形 状	可能产生的原因
陡壁型		平均值远左离（或右离）直方图的中间值，频数自左至右减少（或增加），直方图不对称	①当工序能力不足，为找出符合要求的产品经过全数检查 ②过程中存在自动反馈调整时
平顶型		直方图柱子高低近似，高度相差甚微	①当几种平均值不同的分布混在一起 ②过程中某种要素缓慢劣化时，譬如刀具的磨损等
双峰型		靠近直方图中间值的频数较少，两侧各有一个"峰"	当有两种不同的平均值相差大的分布混在一起时，常出现这种形状，譬如由两批不同原材料生产的产品的数据混合所致
孤岛型		在标准型的直方图的一侧有一个"小岛"	①夹杂了其他分布的少量数据 ②原材料短时发生变化 ③生产过程发生了变化 ④不熟练的工人替班等 ⑤测量错误

四、案例

例3.6 某制药公司，6月份生产了一批药品 B 共约 1 万包，每天抽取 5 包，连续抽取 20 天，对药品重量进行测量，得到如下数据，请制作药品重量的直方图。

13.8	14.1	13.5	14.3	14.1	14.0	13.0	14.2	13.9	13.7
14.2	14.3	14.2	14.1	14.0	13.7	13.8	14.8	13.8	13.7
13.4	13.7	13.8	14.1	13.5	14.1	14.0	13.6	14.3	14.3
14.2	14.5	14.0	13.3	15.0	13.9	13.5	13.9	13.9	14.0
13.9	12.9	13.9	14.1	13.7	14.0	14.1	13.7	13.8	14.7
14.1	14.0	14.4	14.0	14.0	13.2	14.1	13.9	13.7	14.3
13.6	13.7	14.7	13.6	13.9	14.8	13.6	14.0	14.2	13.5
14.6	14.0	13.7	14.1	13.5	13.9	14.0	14.7	14.0	14.8
14.4	14.4	14.4	14.9	14.4	14.5	13.8	13.3	14.5	14.0
14.2	13.9	13.7	13.6	13.8	13.8	13.6	14.8	14.0	13.1

解：（1）制作工作表：C1 列输入上述表格中的重量数据，并命名为"重量"。

（2）由指令"图形—直方图—简单—确定"进入"直方图：简单"对话框，按图 3-26 进行设置后，点击"确定"按钮。

（3）在得到的直方图中，双击图中的条形，进入"编辑条形"对话框，选择"区间"选项卡，点击"区间数"，设置为 7，如图 3-27 所示，点击"确定"按钮，即可得到所需要的直方图（图 3-28）。

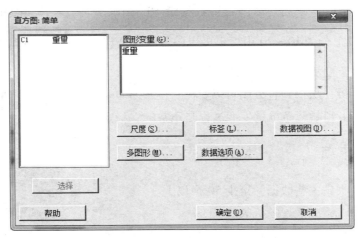

图 3 - 26　直方图对话框

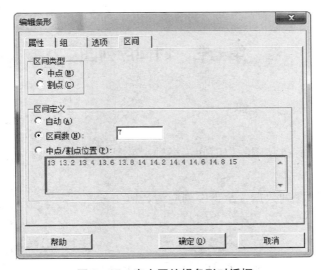

图 3 - 27　直方图编辑条形对话框

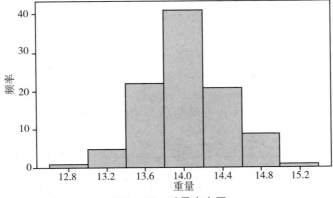

图 3 - 28　重量直方图

直方图一般按以下原则划区间数：数据量 50 ~ 100 分为 6 ~ 10 组，100 ~ 250 分为 7 ~ 12 组，250 以上分为 10 ~ 20 组。也可以参考经验公式：$k = \left[\dfrac{\ln N}{\ln 2}\right] + 1$。本例中样本数据为 100 个，按经验公式区间数应该设置为 7 个。

（4）图形分析：从得到直方图可以看出，图形基本呈现"中间高，两边低，左右对称"的形态，初步判断药品重量生产过程是正常的、稳定的。

五、注意事项

1. 尽可能多收集一些数据，至少 50 个以上。

2. 收集数据时，应该是随机的。

3. 异常分布时，应该采取对策，使数据处于正态分布。除非过程被确认为确实不服从正态分布。

第七节　时间序列图

一、定义

时间序列图，又称推移图，以时间为横轴，变量值为纵轴，表示变量随时间变化的图表。

数据要求：时间序列数据，至少一列应为数值变量。

二、作用

1. 对按时间顺序进行分析的情况下使用，方便研究特定时间段里已观测变量数据是否随时间变化呈某种趋势。

2. 便于管理者随时掌握管理效果或产品的主要性能参数的动态变化，及时分析改进。

三、案例

例 3.7　经统计，风寒感冒药 A 在某药店一年内的销售数据如下，请利用时间序列图分析销售量的变化趋势。

月	1	2	3	4	5	6	7	8	9	10	11	12
销售量（盒）	13	11	9	5	6	1	0	2	8	7	9	15

解： 用 Minitab 制作时间序列图。

（1）制作工作表：C1 列输入"月"数据，C2 列输入"销售量（盒）"数据。

（2）由指令"图形—时间序列图—简单—确定"进入"时间序列图：简单"对话框，如图 3−29 进行设置；点击"时间/尺度"按钮，进入"时间序列图：时间/尺度"对话框，单击"时间"选项卡，按图 3−30 进行设置，点击"确定"按钮。

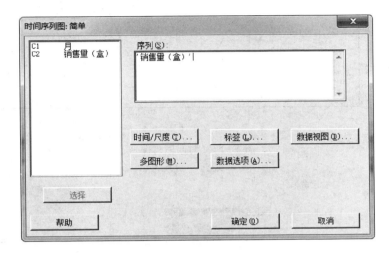

图 3−29 时间序列图对话框

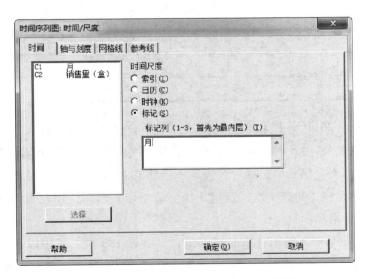

图 3−30 时间序列图：时间/尺度对话框

（3）在"时间序列图：简单"对话框中点击"确定"按钮，得到时间序列图（图 3−31）。

（4）结果分析：风寒感冒药 A 的销售量与季节变化有很大关系。

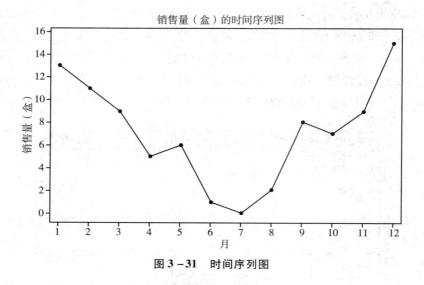

图 3-31 时间序列图

习 题

1. 某制药企业生产5种感冒药，其计划明年扩大一种感冒药的生产规模，现调查了100户家庭对这5种感冒药的需求，整理数据如下，试制作药品需求饼图。

药品	A	B	C	D	E
需求量	3	24	9	48	16

2. 某制药企业2011年上半年生产的某针剂不合格品项目统计，发现不合格共60次，其中含量6次，浊度8次，热原36次，色泽5次，封口2次，装量3次；2011年下半年生产的某针剂不合格品项目统计，发现不合格共42次，其中含量2次，浊度5次，热原27次，色泽5次，封口1次，装量2次。请制作条形图，比较2011年上、下半年生产的该针剂不合格品项目。

3. 某制药企业某产品的不合格品缺陷统计，共计180次，其中成型不良14次，气孔40次，顶部充不满108次，色斑4次，表面疵点7次，变形3次，其他4次，请制作排列图并进行分析。

4. 在对一批口服液瓶进行检验时发现，共检出75个有缺陷的瓶子，其中裂纹46个，结石20个，结瘤4个，砂眼3个，气泡线2个，试制作排列图进行缺陷原因分析。

5. 以下是某公司一周内某产品不良数的记录，根据统计的数据，运用排列图进行分析。

项目	作业员技术不足	作业员常不在	原料品质欠佳	机器故障	作业流程不当	其他
不良数	50	80	22	18	14	16

6. 某制药企业一年内质量改进提案情况统计如下：包装质量改进 51 次，流程改进 22 次，制药工艺改进 10 次，产品质量改进 7，检测质量改进 6 次，其他 9 次。请制作排列图并对提案情况进行分析。

7. 某制药企业在生产中发现某药品溶液色泽不佳，通过分析发现可能有以下原因：人员（操作技能、新个人培训不够）、设备（离心机不适应要求、设施老化时间长）、原料（质量差、活性炭脱色差）、工艺方法（过滤、中和步骤太多、反应时间长）和环境（温度高、冷库温度不够）。试用 Minitab 软件制作该药品溶液色泽不佳的因果图。

8. 某制药企业压片岗位发现药片的片重不稳，经过分析，发现可能有以下原因：人（操作不熟练）、机（模具、压力、粘冲）、料（颗粒不均匀、颗粒流动性不好）、法（方法未经验证、未按 SOP 操作）和环（温度超限高、湿度超限）。试用 Minitab 软件制作该药片片重不稳的因果图。

9. 试根据中药材水提浸膏与醇转溶浸膏间的关系数据，制作散点图，并简要分析二者之间的关系。

水提浸膏	29	23	29	27	24	26	28	26	28	26	31	27	25	25	28
醇转溶浸膏	19	16	20	19	17	19	19	17	19	19	21	18	17	17	19

10. 期末考试结束后，从某班级中随机抽取 16 名学生，研究他们科目 A 的期末成绩与总评成绩的相关性，成绩如下所示，请制作散点图，并分析二者之间的关系。

学号	期末成绩	总评成绩	学号	期末成绩	总评成绩
2	70	70.3	10	66	73.5
5	69	78.7	24	38	54
3	82	90.4	19	62	78
16	80	83.4	23	32	46.3
36	73	79.2	7	46	60
27	93	90.7	19	88	83.6
31	67	77.4	21	44	67
8	60	79.4	35	63	81.4

11. 对安瓿的高度进行测量，抽取 80 个样品，测定其高度，数据如下（单位：mm），试制作安瓿高度的直方图。

29.9	30.1	30.3	30.2	30.1	30.0	29.9	29.7
30.6	30.4	29.6	29.5	30.4	29.7	30.0	30.5
29.9	29.7	29.1	30.2	30.3	29.4	30.2	29.8
29.6	30.6	29.8	29.9	29.8	30.0	30.1	30.0
30.1	29.9	29.3	29.8	30.4	29.2	29.8	30.0
29.9	30.0	29.6	30.5	29.8	29.8	30.4	29.9
30.4	29.4	30.3	30.0	29.9	30.3	30.0	29.5
30.0	30.4	29.4	30.0	30.0	29.6	29.7	29.9
30.5	29.7	29.9	30.4	30.6	29.5	30.4	29.7
30.2	30.8	29.5	29.9	30.2	29.8	30.1	29.9

12. 粉剂车间生产某种粉剂，在 5M1E 充分固定并加以标准化的情况下，从该生产过程测得 50 包粉剂的重量如下。试制作粉剂重量的直方图。

15	15.8	15.2	15.1	15.9	14.7	14.8	15.5	15.6	15.3
15.1	15.3	15	15.6	15.7	14.8	14.5	14.2	14.9	14.9
15.2	15	15.3	15.6	15.1	14.9	14.2	14.6	15.8	15.2
15.9	15.2	15	14.9	14.8	14.5	15.1	15.5	15.5	15.5
15.1	15	15.3	14.7	14.5	15.5	15	14.7	14.6	14.2

13. 某制药企业生产某药片，经抽样得 100 个数据如下，试制作药片直径的直方图。

202	210	208	211	213	216	212	218	215	219
204	216	225	237	220	218	214	231	221	220
214	228	215	222	213	221	220	219	223	229
206	231	221	232	229	213	227	220	219	220
206	212	233	220	218	220	217	235	218	226
207	221	220	218	223	230	217	217	220	221
207	228	219	234	217	215	221	220	218	227
208	223	224	216	226	216	220	224	222	221
217	215	224	218	209	210	225	205	217	210
209	214	211	212	225	211	218	222	211	223

14. 某连锁药店为加强管理的科学化，收集了过去五年的销售额资料如下。

年份	2012				2013				2014				2015				2016			
季度	1	2	3	4	1	2	3	4	1	2	3	4	1	2	3	4	1	2	3	4
销售额（万元）	26	31	19	28	25	30	20	28	27	34	23	32	27	35	21	31	28	26	24	35

试制作时间序列图，分析五年来 2 季度销售额的变化趋势。

第四章　统计过程控制

第一节　统计过程控制和控制图简介

一、统计过程控制概述

为了提高生产效率，生产出满足顾客需求的产品，企业的管理者需要建立质量目标，并投入大量的人力和物力施行质量控制。常用的质量控制模式有以下两种。

（一）检验质量控制

检验质量控制是企业传统的检验方法，它是通过检验最终的产品，并筛选出不合格品的质量控制方法。但由于这是一种事后检验的方法，只能发现缺陷，而不能减少缺陷，会造成资源的浪费和成本的大幅提升。

（二）统计质量控制

1924 年，美国的休哈特（W. A. Shewhart）首先提出用控制图进行工序控制，起到直接控制生产过程，稳定生产过程的质量，以达到预防为主的目的。控制图是通过连续抽样，并对样本信息进行检验和统计运算，以评估当前的生产过程的质量状况，当质量状况发生偏离时，通过抽样信息的反馈，能够及时发现对质量不利的原因，采取必要的措施加以消除或者减弱，使生产过程恢复正常，以保持质量稳定。这种质量控制方法称为统计过程控制，即 SPC。

统计过程控制主要解决两个问题：①利用控制图分析过程的稳定性，对过程存在的异常因素进行预警；②通过计算过程能力指数，分析稳定的过程能力满足技术要求的程度，并对过程能力进行评价。

在制药企业，控制图常常被应用于某些工艺步骤的中间关键参数的控制，如压片工艺的片重控制，还可以应用在成品的一些质量指标的分析，如含量、溶出度、装量差异、崩解时限等。

二、控制图

（一）控制图基本格式

控制图是根据概率统计的原理，对过程质量特性进行测定、记录、评估，从而监察过程是否处于控制状态的一种用统计方法设计的图。

控制图上有三条平行于横轴的直线：中心线（CL，central line）、上控制线（UCL，upper control line）和下控制线（LCL，lower control line），并有按时间顺序抽取的样本统计量数值的描点序列。UCL、CL、LCL 统称为控制线（control line），通常控制界限设定在 $\pm 3\sigma$ 的位置。中心线是所控制的统计量的平均值，上下控制界限与中心线相距 3 倍标准差。控制图的基本格式如图 4-1 所示。

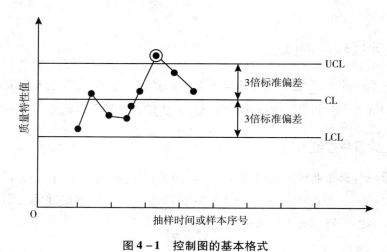

图 4-1　控制图的基本格式

表 4-1 中给出了控制图中常用的统计量。

表 4 - 1　控制图中常用的统计量

代号	含　义	代号	含　义
n	子组大小	$\overline{R}_s$	移动极差的平均值
k	子组数	p	子组不合格率
X	质量特性观测值	$\overline{p}$	所有子组平均不合格率
$\overline{X}$	子组平均值	np	子组不合格品数
$\overline{\overline{X}}$	子组平均值的平均值	$\overline{np}$	所有子组平均不合格数
S	子组标准差	c	子组缺陷数
$\overline{S}$	子组标准差的平均值	$\overline{c}$	所有子组平均缺陷数
R	子组极差	u	子组单位缺陷数
$\overline{R}$	子组极差的平均值	$\overline{u}$	所有子组平均单位缺陷数
R_s	移动极差		

（二）3σ 准则

在生产过程中，仅有偶然性误差存在时，质量特性 X 服从正态分布 $N(\mu, \sigma^2)$，则根据正态分布的概率性质，有 $P\{\mu - 3\sigma < X < \mu + 3\sigma\} = 99.73\%$。如果过程受控，从过程中随机抽取一个样品 X，可以认为 X 落在分布范围 $\mu \pm 3\sigma$ 之内的概率为 99.73%，而落在分布范围之外的概率是 0.27%，几乎是不可能的，这就是 3σ 准则。

（三）小概率原理

小概率原理是指小概率事件在一次试验中基本不会发生。由 3σ 准则可知，数据点落在控制界限以外的概率只有 0.27%。因此，生产过程正常情况下，质量特性值一般是不会超过控制界限的，如果超出，则可以认为生产过程发生异常变化。

因此，在生产过程中，如果一个点超出了控制限，说明生产已经不正常，须采取行动加以纠正。

第二节　控制图的分类

一、按用途分类

（一）分析用控制图

分析用控制图主要分析生产过程是否处于统计控制状态和过程能力指数是否满足要求，并利用其制定控制限。

利用控制图的判断规则，分析生产过程是否处于统计控制状态，主要从以下四点考虑。

1. 生产过程处于统计控制状态且满足规定质量要求，则把分析用控制图转为控制用控制图。

2. 生产过程处于非统计控制状态，则应查找过程失控的异常原因，并加以消除，去掉异常数据点，重新计算中心线和控制界限线。

3. 若异常数据点比例过大，则应改进生产过程，再次收集数据，计算中心线和控制界限线。

4. 若经分析后，生产过程虽然处于统计控制状态，但不满足质量要求，则应调整生产过程的有关因素，直到满足要求方能转为控制用控制图。

（二）控制用控制图

控制用控制图由分析用控制图转化而成，它用于对生产过程进行连续监控。在生产过程中，按照确定的抽样间隔和样本大小抽取样本，计算统计量数值并在控制图上描点，判断生产过程是否异常。一旦发现生产过程处于非统计控制状态，要针对异常数据点，查明原因，并加以消除。

控制用控制图在使用一段时间以后，如出现下述情况之一，应重新计算中心线和控制界限线。

1. 大修或停产。

2. 工况发生较大变化。

3. 质量发生明显改进，原控制界限显得太宽已失去控制作用。

4. 趋势回顾过程中，数据发生明显变化。

二、按质量特性值的类型分类

（一）计量值控制图

适用于计量值数据，例如，长度、重量、时间、强度、成分及收率等连续变量。

常用的计量值控制图有以下几种：均值–极差控制图（$\overline{X} - R$ 控制图），均值–标准差控制图（$\overline{X} - S$ 控制图），单值–移动极差控制图（$I - MR$ 或 $X - R_s$ 控制图）。

（二）计数值控制图

适用于计数值数据，例如，不合格品数、不合格品率、缺陷数、单位缺陷数等离散变量。

常用的计数值控制图有不合格品率控制图（P 图），单位缺陷数控制图（U 图）。

第三节 控制图的判异准则与判稳准则

一、判异准则

我们将控制图进行划分，中心线加减一倍标准差之间称为 C 区，一倍标准差到二倍标准差之间称为 B 区，二倍标准差与三倍标准差之间称为 A 区。控制图 8 种异常波动模式如下（图 4-2）。

1. 1 点落在 A 区以外。
2. 连续 9 点落在中心线同一侧。
3. 连续 6 点递增或递减。
4. 连续 14 点中相邻点交替上下。
5. 连续 3 点中有 2 点落在中心线同一侧的 B 区外。
6. 连续 5 点中有 4 点落在中心线同一侧的 C 区以外。
7. 连续 15 点在中心线两侧的 C 区内。
8. 连续 8 点在中心线两侧且无一在 C 区内。

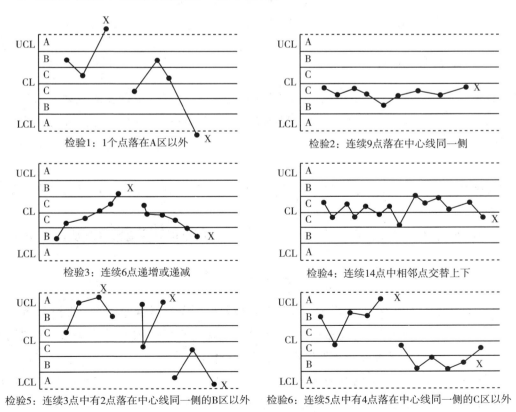

检验1：1个点落在A区以外

检验2：连续9点落在中心线同一侧

检验3：连续6点递增或递减

检验4：连续14点中相邻点交替上下

检验5：连续3点中有2点落在中心线同一侧的B区以外

检验6：连续5点中有4点落在中心线同一侧的C区以外

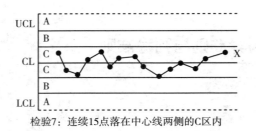

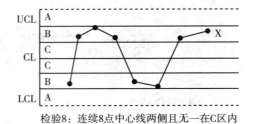

检验7：连续15点落在中心线两侧的C区内　　　检验8：连续8点中心线两侧且无一在C区内

图4-2　控制图的判异准则

二、判稳准则

控制图满足下列条件，认为过程基本上处于统计控制状态。

1. 连续 25 点以上处于控制界限内。

2. 连续 35 点中，仅有 1 点超出控制界限。

3. 连续 100 点中，不多于 2 点超出控制界限。

备注：后面两种情况虽然判稳，但是要注意异常点。

第四节　计量值控制图

一、正态性假定

任何生产过程生产出来的产品，其质量特性值总会存在一定程度的波动，当过程稳定或者说受控时，这些波动主要是由 5M1E 的微小变化造成的随机误差。此时，绝大多数质量特性值均服从或近似服从正态分布。这一假定，称之为正态性假定。如果需要绘制计量型控制图，需要对数据的正态性假定进行确认。

可使用"统计—基本统计量—正态性检验"菜单检验数据是否服从正态分布。如图4-3所示。

在 0.05 的显著性水平下，因为 P 值大于 0.05，所以可以认为数据服从正态分布。

二、$\overline{X}-R$ 控制图（均值-极差控制图）

$\overline{X}-R$ 图是 $\overline{X}$ 图（均值控制图）和 R 图（极差控制图）联合使用的一种控制图。

$\overline{X}$ 图主要用于判断生产过程的均值是否处于或保持在所要求的受控状态；R 图用于判断生产过程的极差是否处于或保持在所要求的受控状态。

例 4.1　某企业的某产品中盐酸伪麻黄碱溶出度进行检测，每次检测 6 片，溶出度数据见表 4-2，试分析药品的溶出度是否稳定。

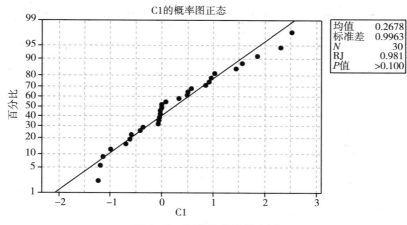

图 4 - 3 正态性检验概率图

表 4 - 2 盐酸伪麻黄碱溶出度数据

样品 1	样品 2	样品 3	样品 4	样品 5	样品 6
81. 71	72. 38	89. 45	73. 41	82. 94	94. 03
88. 12	80. 91	92. 31	78. 45	98. 34	87. 39
79. 12	85. 19	75. 71	79. 34	80. 74	86. 58
86. 89	89. 92	84. 38	88. 71	80. 95	86. 05
90. 78	91. 35	86. 68	83. 80	75. 53	91. 27
87. 60	75. 30	86. 40	75. 30	84. 00	91. 30
90. 00	77. 70	88. 70	92. 60	86. 90	86. 90
84. 40	68. 80	85. 40	86. 60	88. 70	78. 30
88. 00	89. 00	78. 00	84. 00	78. 00	85. 00
86. 10	80. 10	86. 50	87. 10	86. 90	77. 30
74. 30	74. 30	79. 00	78. 50	76. 90	78. 80
75. 97	75. 77	69. 10	81. 44	77. 85	85. 87
83. 00	77. 60	84. 00	77. 80	83. 30	86. 40
76. 50	79. 10	80. 80	83. 90	72. 20	83. 10
90. 90	100. 60	93. 30	85. 20	89. 80	79. 20
89. 00	80. 00	77. 00	92. 00	92. 00	75. 00
93. 00	98. 00	88. 00	94. 00	84. 00	89. 00
92. 40	91. 20	84. 60	83. 60	81. 80	81. 30
84. 40	87. 70	88. 30	82. 80	87. 30	80. 80
84. 50	87. 60	89. 00	83. 80	75. 20	85. 30

续表

样品 1	样品 2	样品 3	样品 4	样品 5	样品 6
85.00	80.20	72.10	76.80	79.70	85.80
79.90	87.10	76.60	79.60	87.10	82.50
88.00	85.90	85.40	84.40	75.70	85.10
84.00	78.00	88.00	93.00	94.00	71.00
89.00	79.00	85.00	90.00	86.00	92.00
97.00	84.00	92.00	88.00	91.00	77.00
79.40	92.30	97.50	95.30	96.60	86.60
91.00	82.00	86.00	91.00	79.00	89.00

解：（1）在工作表中第 1 到 6 列输入数据，分别命名为"样品 1"到"样品 6"，并按下表进行设置。

指　　令	功　　能
点击"统计—控制图—子组的变量控制图—$XBar-R$ 控制图"进入"$XBar-R$ 控制图"对话框	制作 $XBar-R$ 控制图
设置"子组的观测值位于多列的同一行中"，选择"样品 1 – 样品 6"为分析的变量，见图 4 – 4	选择分析变量
点击"$Xbar-R$ 选项"，选择"S 限制"选项卡，在"显示控制在标准差的这些倍数"中输入"1　2"（数字间有空格），见图 4 – 5	在控制图中制作 1，2 倍标准差线
选择"检验"选项卡，点下拉菜单，选择"执行所有的特殊检验"，见图 4 – 6	设置对控制图检验的内容

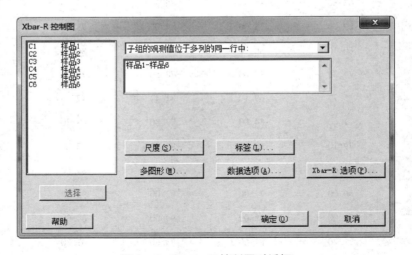

图 4 – 4　**$Xbar-R$ 控制图对话框**

（2）得到的"$Xbar-R$ 控制图"（图 4 – 7）和会话窗口检验结果。

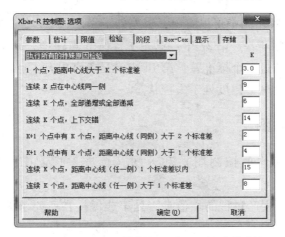

图 4-5　*Xbar-R* 控制图—选项—限值选项卡

图 4-6　*Xbar-R* 控制图—选项—检验选项卡

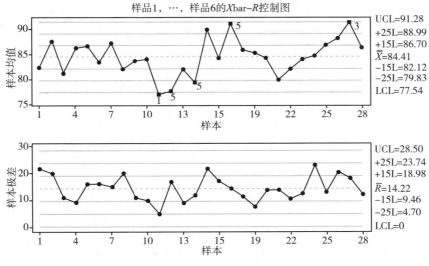

图 4-7　*Xbar-R* 控制图

样品1，…，样品6 的 $X\mathrm{bar} - R$ 控制图
样品1，…，样品6 的 $X\mathrm{bar}$ 控制图检验结果
检验1：1 个点，距离中心线超过 3.00 个标准差
检验出下列点不合格：11
检验3：行内 6 点，全部递增或全部递减
检验出下列点不合格：27
检验5：3 点中有 2 点，距离中心线超过 2 个标准差（在中心线的同一侧）
检验出下列点不合格：12，14，17
检验6：5 点中有 4 点，距离中心线超过 1 个标准差（在中心线的同一侧）
检验出下列点不合格：14

（3）结果分析　从 R 图中可以看出，极差处于受控状态；但是在 $X\mathrm{Bar}$ 图中第 11 个点超过了中心线 3 个标准差，第 27 个点满足了连续 6 点递增，第 12、14、17 满足 3 点中有 2 点距离中心线超过 2 个标准差，第 14 点满足 5 点中有 4 点距离中心线超过 1 个标准差，所以盐酸伪麻黄碱溶出度处于失控状态。

三、$\overline{X} - S$ 控制图

$\overline{X} - S$ 图是 $\overline{X}$ 图（均值控制图）和 S 图（标准差控制图）联合使用的一种控制图。

$\overline{X}$ 图主要用于判断生产过程的均值是否处于或保持在所要求的受控状态；S 图用于判断生产过程的标准差是否处于或保持在所要求的受控状态。

例4.2　某制药企业生产甲硝唑芬布芬胶囊（甲硝唑 0.1g，芬布芬 75mg），胶囊装量规格要求为目标值 216mg，规格上限 233mg，规格下限 199mg。收集甲硝唑芬布芬胶囊的充填装量数据，每 10 分钟 1 次，每次 8 个样本为 1 组，具体数据如表 4-3 所示。试制作控制图，并分析胶囊装量是否稳定。

表4-3　甲硝唑芬布芬胶囊装量（mg）

时间	装量							
	1	2	3	4	5	6	7	8
9：10	199	224	205	214	205	212	208	212
9：20	213	213	221	220	210	214	211	223
9：30	212	214	205	220	202	220	204	212
9：40	216	227	220	220	225	218	207	206
9：50	202	222	210	214	210	206	204	208

续表

时间	装量							
	1	2	3	4	5	6	7	8
10：00	213	211	219	206	229	209	220	214
10：10	217	230	219	204	210	210	214	206
10：20	215	213	200	210	219	211	203	212
10：30	212	214	220	196	208	212	208	220
10：40	220	214	213	207	219	221	209	217
10：50	213	221	220	211	214	218	213	222
11：00	212	214	210	222	211	205	201	203
11：10	215	211	213	211	212	212	213	209
11：20	221	221	210	226	219	210	207	223
11：30	220	211	219	210	219	211	213	214
11：40	206	204	222	208	215	208	207	199
11：50	212	208	206	206	209	220	211	211
12：00	221	213	211	212	213	208	214	209
12：10	208	216	221	216	216	214	210	212
12：20	213	211	218	207	220	212	221	217
12：30	218	216	218	211	209	213	227	215
12：40	221	225	219	216	206	235	220	222

解：（1）在工作表中 C1 到 C8 列输入数据，分别命名为"装量 1"到"装量 8"，并按下表进行设置。

指　　令	功　　能
点击"统计—控制图—子组的变量控制图—$XBar - S$ 控制图"进入"$XBar - S$ 控制图"对话框	制作 $XBar - S$ 控制图
设置"子组的观测值位于多列的同一行中"，选择"装量 1 - 装量 8"为分析的变量，见图 4 - 8	选择分析变量
点击"$Xbar - S$ 选项"，选择"S 限制"标签，在"显示控制在标准差的这些倍数"中输入"1 2"（数字间有空格），见图 4 - 9	在控制图中制作 1，2 倍标准差线
选择"检验"标签，点击下拉菜单，选择"执行所有的特殊检验"，见图 4 - 10	设置对控制图检验的内容

（2）得到的"$XBar - S$ 控制图"（图 4 - 11）和会话窗口检验结果。

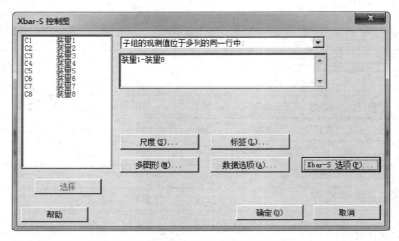

图 4 – 8　**XBar—S 控制图对话框**

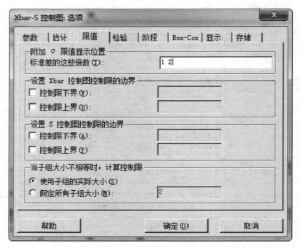

图 4 – 9　**XBar – S 控制图—选项—限值选项卡**

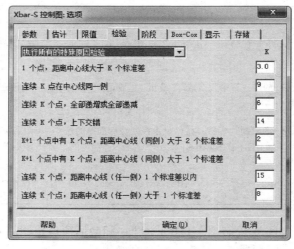

图 4 – 10　**XBar – S 控制图—选项—检验选项卡**

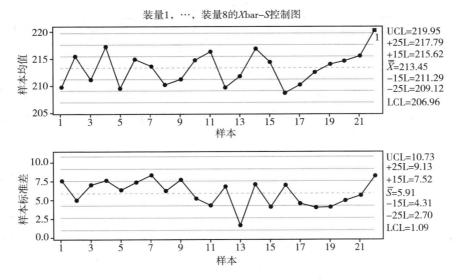

图 4 – 11 甲硝唑芬布芬胶囊装量 $XBar – S$ 控制图

装量1，…，装量8 的 $XBar – S$ 控制图
装量1，…，装量8 的 Xbar 控制图检验结果
检验 1：1 个点，距离中心线超过 3.00 个标准差
检验出下列点不合格：22
检验 3：行内 6 点，全部递增或全部递减
检验出下列点不合格：22

（3）结果分析　从 S 图中可以看出，标准差处于受控状态；但是在 $XBar$ 图中第 22 个点超过了中心线 3 个标准差，而且还满足了连续 6 点递增，所以胶囊装量处于失控状态，需停机检查。

四、$I – MR$ 控制图

例 4.3 试根据某制药企业 35 批次注射用奥扎格雷钠含量数据（表 4 – 4），对其进行质量分析。

注射用奥扎格雷钠含量，标准要求：93.0% ~ 107.0%。现有 35 个批次，最高 104.2，最低 95.0，平均值为 98.7 而且所有数据都在标准规定的范围内，SD 值 2.63。结论：合格。虽然 35 批药品都符合要求，那么是不是说明生产就是稳定的呢？下面我们用控制图来分析一下。

表 4 - 4 注射用奥扎格雷钠含量数据

批次	含量（%）	批次	含量（%）	批次	含量（%）
1	101.8	13	98.6	25	97.4
2	102.9	14	96.0	26	95.9
3	102.3	15	96.5	27	97.2
4	101.5	16	95.0	28	95.5
5	102.0	17	95.6	29	99.7
6	97.9	18	95.5	30	103.5
7	97.7	19	99.3	31	104.2
8	97.2	20	97.5	32	102.6
9	100.0	21	97.0	33	97.4
10	100.4	22	101.9	34	97.8
11	98.2	23	95.2	35	97.6
12	98.4	24	98.1		

解：（1）在工作表中 C1 列输入数据，变量名为"含量"，并按下表进行设置。

指　　令	功　　能
点击"统计—控制图—单值的变量控制图—$I-MR$"进入"单值移动极差控制图"对话框	制作单值移动极差控制图
双击"含量"到变量，见图 4 - 12	设置"含量"为分析变量
点击"$I-MR$ 选项"按钮，进入"单值移动极差控制图 - 选项"对话框	对控制图选项进行设置
选择"S 限制"标签，在"显示控制在标准差的这些倍数"中输入"1　2"（数字间有空格），见图 4 - 13	在控制图中制作 1，2 倍标准差线
选择"检验"标签，点击下拉菜单，选择"执行所有的特殊检验"，见图 4 - 14	设置对控制图检验的内容

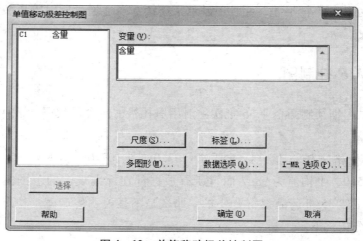

图 4 - 12 单值移动极差控制图

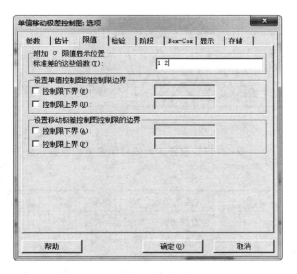

图 4 – 13 单值移动极差控制图—选项—S 限值选项卡

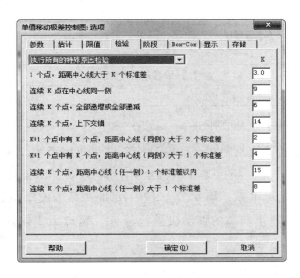

图 4 – 14 单值移动极差控制图—选项—检验选项卡

（2）得到的"含量的 $I – MR$ 控制图"（图 4 – 15）和会话窗口检验结果。

含有的$I – MR$控制图

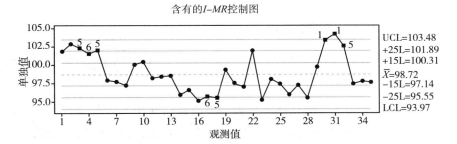

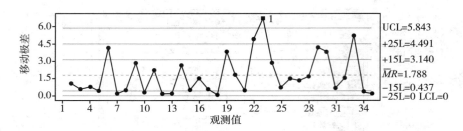

图 4 – 15　含量的单值移动极差控制图

含量的单值 – MR 控制图
含量的单值控制图检验结果
检验 1：1 个点，距离中心线超过 3.00 个标准差
检验出下列点不合格：30，31
检验 5：3 点中有 2 点，距离中心线超过 2 个标准差（在中心线的同一侧）
检验出下列点不合格：3，5，18，31，32
检验 6：5 点中有 4 点，距离中心线超过 1 个标准差（在中心线的同一侧）
检验出下列点不合格：4，5，17，18
含量的 MR 控制图检验结果
检验 1：1 个点，距离中心线超过 3.00 个标准差
检验出下列点不合格：23

（3）结果分析　通过控制图和会话窗口检验结果可以看出，第 30 和 31 批注射用奥扎格雷钠含量波动较大，超过了 3 倍标准差；第 3、5、18、31、32 五批药品波动也比较大，超过了 2 倍标准差；第 4、5、17、18 批药品的波动也比较大。MR（移动极差）控制图中，第 23 批药品的移动极差比较大，超过了 3 倍标准差，说明含量波动比较大。

第五节　计数值控制图

一、P 控制图（不合格品率控制图）

P 控制图简称 P 图，图中点子链显示每个子组中不合格品的比率，中心线为不合格品的总比率。

P 图用于判断生产过程不合格品率是否处于或保持在所要求的受控状态；它虽然适用于样本容量 n_i 大小不相等的情况，但 n_i 也不宜相差太大，否则控制图的上、下控制线不是一条直线，而是阶梯式的。

（一）子组样本量相等的 P 控制图

例4.4 某公司生产的产品，每天抽取 300 个进行检测，连续检测了 25 天，结果如表 4 – 5 所示。试制作 P 控制图并进行分析。

表 4 – 5　某产品不合格品数统计表

样本号	样本数 (n)	不合格品数 (pn)	不合格品率 (p)	样本号	样本数 (n)	不合格品数 (pn)	不合格品率 (p)
1	300	12	0.040	14	300	3	0.010
2	300	3	0.010	15	300	0	0.000
3	300	9	0.030	16	300	5	0.017
4	300	4	0.013	17	300	7	0.023
5	300	0	0.000	18	300	8	0.027
6	300	6	0.020	19	300	16	0.053
7	300	6	0.020	20	300	2	0.007
8	300	1	0.003	21	300	5	0.017
9	300	8	0.027	22	300	6	0.020
10	300	11	0.037	23	300	0	0.000
11	300	2	0.007	24	300	3	0.010
12	300	10	0.033	25	300	2	0.007
13	300	9	0.030				

解：（1）在工作表 C1 列输入"样本数"数据，C2 列输入"不合格品数"数据，制作数据表。

（2）由指令"统计—控制图—属性控制图—P"进入"P 控制图"对话框，按图 4 – 16 进行设置。

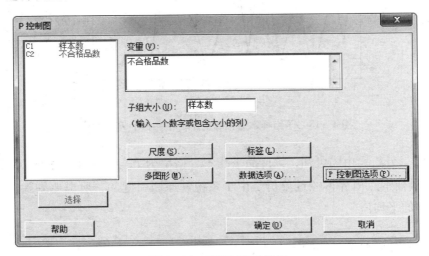

图 4 – 16　P 控制图对话框

（3）点击"P 控制图选项"，进入"P 控制图选项—对话框"，按图 4 – 17 进行设置。

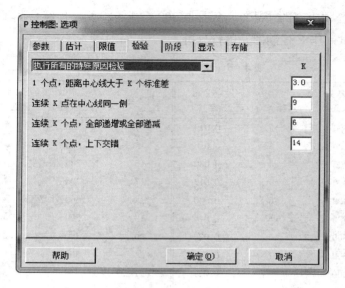

图 4 – 17 P 控制图选项对话框

（4）点击"确定"，得到不合格品率的 P 控制图（图 4 – 18）。

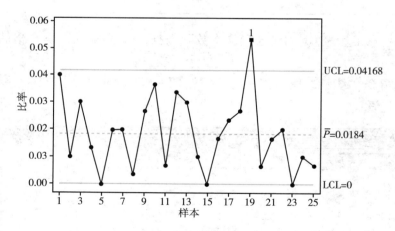

图 4 – 18 子组样本量相等的不合格品数的 P 控制图

（5）结果分析 由图可知，该产品平均不合格率为 $\overline{P} = 0.0184$。另外，从图中可以看出第 19 号样本点出界，经过分析是由于系统性原因引起的，所以要剔除，重新计算不合格品率的平均值。

（二）子组样本量不等的 P 控制图

例 4.5 某企业某产品的抽检数据如表 4 – 6 所示，试制作 P 控制图，并进行分析。

表 4 – 6　某产品抽检数据表

样本编号	样本大小	不合格品数	样本编号	样本大小	不合格品数
1	2385	47	14	1667	34
2	1451	18	15	2350	31
3	1935	74	16	2354	38
4	2450	42	17	1509	28
5	1997	39	18	2190	30
6	2168	52	19	2678	113
7	1941	47	20	2252	58
8	1962	34	21	1641	62
9	2244	29	22	1782	19
10	1238	39	23	1993	30
11	2289	45	24	2382	17
12	1464	26	25	2132	46
13	2061	49			

　　解：（1）在工作表 C1 列输入"样本大小"数据，C2 列输入"不合格品数"数据，制作数据表。

　　（2）由指令"统计—控制图—属性控制图—P"进入"P 控制图"对话框，按图 4 – 19 进行设置。

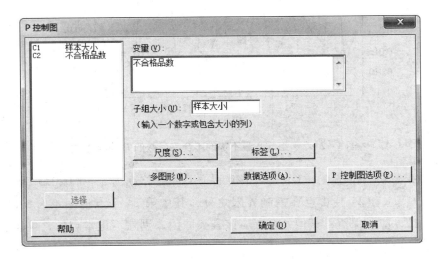

图 4 – 19　P 控制图对话框

（3）点击"P 控制图选项"，进入"P 控制图选项—对话框"，按图 4 - 20 进行设置。

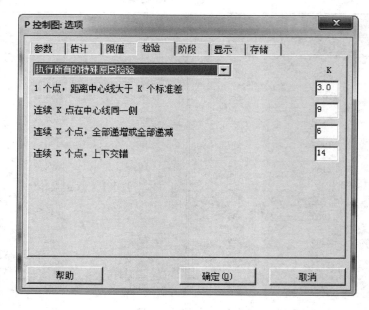

图 4 - 20 P 控制图选项对话框

（4）点击"确定"，得到不合格品率的 P 控制图（图 4 - 21）。

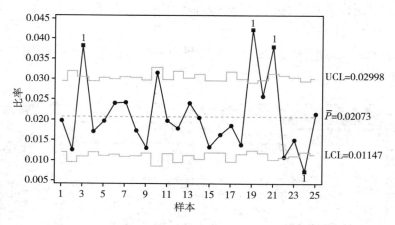

图 4 - 21 子组样本量不等的不合格品数的 P 控制图

（5）结果分析 由图 4 - 21 可知，该产品平均不合格率为 $\overline{P} = 0.02073$。另外，如图所示，3、19、21 和 24 共 4 点在控制界限之外，其中第 24 个点说明不合格品率极低，表现特别优良，应该保留；其他各个点应该查找原因。剔除不正常点后，再重新计算不合格品率的平均值。

二、U 控制图（单位缺陷数控制图）

U 控制图用于控制批产品中存在的缺陷数的统计工具，如输液产品中的可见异物、片剂的黑杂点、麻点、缺角、斑点，平板玻璃上的疤痕、气泡，电路板上的不良焊点等计点值质量特性。

U 图是以确定单位计量，如单位面积的缺陷、单位长度的瑕疵等，所以无论样本量大小是否相等，都可以应用。

例 4.6　某药厂生产某种片剂，为检验片剂外观是否合格，每次抽取 100 片，检查药片的黑杂点缺陷数，连续抽取 25 个批次，数据如表 4 - 7 所示。试制作其 U 控制图，并进行分析。

表 4 - 7　某片剂黑杂点统计表

批号	样本量	缺陷数	批号	样本量	缺陷数
1	100	2	14	100	0
2	100	3	15	100	2
3	100	6	16	100	1
4	100	1	17	100	0
5	100	0	18	100	1
6	100	1	19	100	2
7	100	2	20	100	3
8	100	2	21	100	1
9	100	0	22	100	2
10	100	1	23	100	0
11	100	2	24	100	2
12	100	2	25	100	1
13	100	1			

解：用 Minitab 软件制作 U 控制图。

（1）在工作表 C1 列输入"样本量"数据，C2 列输入"缺陷数"数据，制作数据表。

（2）由指令"统计—控制图—属性控制图—U"进入"U 控制图"对话框，按图 4 - 22 进行设置。

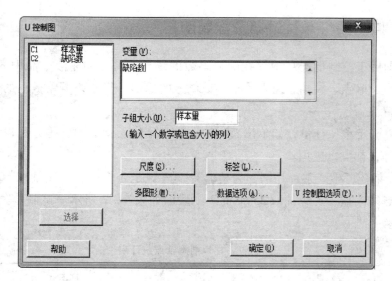

图4-22 U控制图对话框

（3）点击"U控制图选项"按钮，在"U控制图：选项"对话框中按图4-23进行设置。

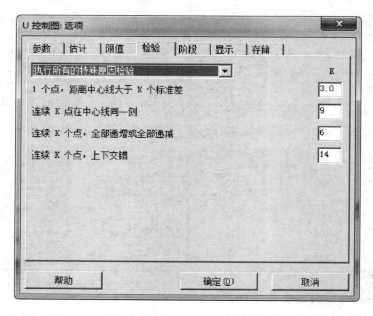

图4-23 U控制图：选项对话框

（4）点击"确定"按钮，可得U控制图（图4-24）。

（5）结果分析 第3个点超出了上控限，是异常点，应该查明原因。

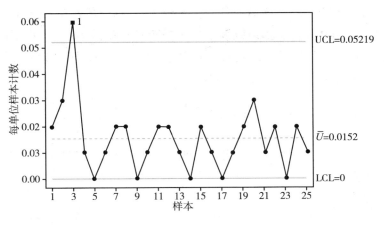

图 4 – 24 缺陷数的 U 控制图

第六节 过程能力及过程能力指数

过程就是一组将输入转化为输出的相互关联或相互作用的活动。制药企业从原材料进厂到药品出厂的活动，就是一个完整的过程，生产药品的每一道工序也都是一个个从输入到输出的过程。

过程必须受到严格的控制，企业才能生产出优质合格的药品。过程控制的主要方法就是统计过程控制（SPC），通过统计过程控制可以控制生产过程的稳定性，但如何评价过程满足顾客要求的能力呢？这就需要学习过程能力和过程能力指数。

一、过程能力与过程能力分析

过程能力（process capability，PC）是指过程加工质量方面的能力，或者过程的加工质量满足技术标准的能力。对于任何生产过程，产品质量特性值总是分散的。方差（标准差）越小，产品质量特征值的分散就越小，过程能力越高；反之，方差（标准差）越大，产品质量特征值的分散就越大，过程能力越低。因此，当过程处于统计控制状态时，过程能力一般都用质量特性值分布的 6 倍标准差来描述，即过程能力 $PC = 6\sigma$。

过程能力分析就是检查过程的固有变异和分布，从而估计其产生符合规范所允许变差范围的输出能力。对于企业，就是要考虑人、机、料、法、环和测（5M1E）对过程质量指标要求的适合程度。过程能力分析是质量管理的一项重要的技术基础工作，它有助于掌握药品生产的各道工序的质量保证能力，为产品的设计、工艺、设备的维修、调整、更新和改造提供必要的资料和依据。

过程能力经常用于质量管理体系的审核中，评审人员抽查产品、半成品和关键控制点的关键部件的质量特性进行测试，计算它们的 $6S$，以一般标准差 S 估计总体标准差 σ，再与以前的 $6S$ 值相比较，加以判断。如果抽查计算出的 $6S$ 小于规定的或者以前的 $6S$，则说明产品或者过程比规定的或以前的质量稳定，否则，则认为产品或过程不如规定的或以前的质量稳定，或者说过程已经统计失控。

二、过程能力指数的概述及计算

过程能力是过程处于稳定状态下的实际加工能力，是相对生产而言的，而不能完全反映过程满足顾客需求（规格）的程度，要研究过程满足顾客需求（规格）的程度，需要学习过程能力指数。

（一）基本假设

讨论过程能力指数要基于以下三个假设进行。

1. 过程稳定（或受控），即过程的质量特性值的波动仅由正常波动引起，从而过程将来的状态是可以预测的。

2. 过程的质量特性值 X 服从正态分布 $N(\mu, \sigma^2)$。

3. 双边规范限 LSL 与 USL 能准确表达顾客的要求。

（二）过程能力指数

过程能力指数是指规定的容差（公差、规格限或规范限）除以过程能力所得的商，过程能力指数一般记为 C_p，即

$$C_p = \frac{顾客需求（容差）}{过程能力}$$

其中顾客需求（容差）＝规格上限 − 规格下限

过程能力与过程能力指数的区别在于过程能力是过程处于稳定状态下的实际加工能力，而过程能力指数是指过程能力对顾客需求（规格）满足的程度。过程能力指数与顾客需求（容差）成正比，与过程能力成反比，它不仅与过程能力有关，还与顾客需求（容差）有关。过程能力值越小，说明过程能力越强，生产技术水平越高，但并不意味着过程能力指数越大。反之，过程能力指数越大，说明过程能力的贮备越充足，过程质量水平满足顾客要求的能力越强，不合格率越低，但并不意味着过程能力越强。

1. 过程能力指数 C_p 的计算

（1）双侧公差而且分布中心与规格中心重合的情况　对于计量值双侧规格限，当分布中心 μ 与规格中心 M 重合时，过程能力指数的计算公式为：

$$C_p = \frac{顾客需求}{过程能力} = \frac{T}{PC} = \frac{USL - LSL}{6\sigma} \approx \frac{USL - LSL}{6S}$$

式中，T：公差范围；USL：公差上限；LSL：公差下限；PC：过程能力；S：样本标准差。

在上面的公式中，T 是公差范围，是顾客的要求，或者是对产品的质量技术要求。σ 反映的是加工过程的质量，σ 愈小，表示产品质量越稳定，此时过程能力指数 C_p 愈大，但对生产过程中的设备、原料和操作人员的要求也愈高，成本也愈大。所以一个过程的 C_p 多大合适要看是否需要或者是否能够达到，一般来说，C_p 在 1.33 左右的时候，过程已经非常良好。

我们知道，质量特性值总体分布中心是 μ，标准差是 σ，但一般情况下，这二者并不知道。因此，在过程稳定状态，而且样本量比较大的情况下，我们一般都是用样本均值 $\bar{x}$ 和样本标准差 S 代替 μ 与 σ。

需要说明的是，只有在产品的规格中心 $M = \dfrac{\text{USL} + \text{LSL}}{2}$ 与过程的分布中心 μ 重合时，才能使用上面的公式计算过程能力指数 C_p。

例 4.7 药厂在生产口服液时，中国药典规定 10ml 规格装量的口服液每支应 $\geqslant$ 10ml。某企业内部在实施控制时，规定装量目标值为 10.3 ± 0.3ml。现抽样检测了 100 件产品，计算得 $\bar{x} = 10.3$，$S = 0.08$，求其过程能力指数 C_p。

解： 由于 $M = \bar{x} = 10.3$，所以

$$C_p = \frac{\text{USL} - \text{LSL}}{6S} = \frac{10.6 - 10.0}{6 \times 0.08} = 1.25$$

所以该企业此口服液装量的过程能力指数为 1.25。

（2）单侧公差情况 技术要求以不大于或者不小于某一规范值的形式表示，这种质量标准就是单侧公差。如制剂的主药含量一般要求不小于某个值，杂质限量检查一般要求不大于某一个值，都是单侧公差。

只规定上限时，过程能力指数为

$$C_{pU} = \frac{\text{USL} - \mu}{3\sigma}$$

只规定下限时，过程能力指数为

$$C_{pL} = \frac{\mu - \text{LSL}}{3\sigma}$$

例 4.8 某产品含某杂质要求最高不超过 12.2mg，样本标准差 σ 为 0.038，μ 为 12.1，求过程能力指数。

解：

$$C_{pU} = \frac{\text{USL} - \mu}{3\sigma} = \frac{12.2 - 12.1}{3 \times 0.038} = 0.877$$

所以，该产品杂质含量过程能力指数为 0.877。

2. 实际过程能力指数 C_{pk} 的计算 对于计量值双侧规格限，当过程中心 μ 与规格中心 M 重合时，C_p 能够真实反映出过程满足顾客要求的程度。在实际生产中，$M = \mu$ 则很

少见，μ 偏离 M 是很常见的。但是当 $M \neq \mu$ 时，C_p 就失去了真实性。那么，此时应该如何计算过程能力指数呢？

我们称

$$C_{pk} = \min\{C_{pL}, C_{pU}\} = \frac{\min\{\text{USL} - \mu, \mu - \text{LSL}\}}{3\sigma}$$

为实际过程能力指数。

C_{pk} 的另外一种计算公式为：

$$C_{pk} = (1 - k)C_p, \quad k = \frac{|M - \mu|}{T/2} = \frac{2|M - \mu|}{T}$$

其中 $k > 0$ 称为偏离度。

从以上公式可以看出，提高过程能力指数 C_{pk} 可以采用以下 3 种方法。

（1）减少偏离度 k，或者减少 $|M - \mu|$。

（2）减少标准差 σ。

（3）与顾客协商，能否扩大规格限。

例 4.9 某药品含量要求为 20 ± 0.15 mg，抽样 $n = 100$ 片药品，计算得样本均值为 $\bar{x} = 20.05$，样本标准差 $S = 0.05$，求其过程能力指数。

解：（1）方法一：$\text{USL} = 20.15$，$\text{LSL} = 19.85$，$\bar{x} = 20.05$，$S = 0.05$，$\bar{x}$ 与 S 分别代替 μ 与 σ，计算得：

$$C_{pk} = \frac{\min\{\text{USL} - \mu, \mu - \text{LSL}\}}{3\sigma} = \frac{\min\{20.15 - 20.05, 20.05 - 19.85\}}{3 \times 0.05} = 0.67$$

（2）方法二：$M = 20$，$\bar{x} = 20.05$，$T = 20.15 - 19.85 = 0.3$，以 $\bar{x}$ 代替 μ，计算偏离度 k：

$$k = \frac{2|M - \mu|}{T} = \frac{2|20 - 20.05|}{0.3} = 0.33$$

计算 C_p：

$$C_p = \frac{T}{6\sigma} = \frac{0.3}{6 \times 0.05} = 1$$

则：

$$C_{pk} = (1 - k)C_p = (1 - 0.33) \times 1 = 0.67$$

所以，该药品含量的过程能力指数为 0.67。

三、过程能力评价

当过程能力指数计算出以后，就可以根据过程能力指数对过程是否充分作出分析和判断，具体判断标准如表 4 - 8 所示。

表 4 - 8 过程能力的判断标准

过程能力指数	等级	过程能力判断	处　置
$C_p \geqslant 1.67$	I	过程能力过高	简化质量检验，采用统计抽样检验或减少检验频次，或放宽技术要求，降低成本；或者修改标准，提高产品质量水平
$1.33 \leqslant C_p < 1.67$	II	过程能力充分	理想的状态，应当继续维持
$1.0 \leqslant C_p < 1.33$	III	过程能力尚可	实施过程管理，保持管理状态，可以设法提高过程能力

续表

过程能力指数	等级	过程能力判断	处　置
$0.67 \leq C_p < 1.0$	IV	过程能力不足	技术管理能力很差，应采取措施，立即改善；建议对产品要进行全数检验
$C_p < 0.67$	V	过程能力严重不足	对产品进行全数检验，剔除不合格品；要实施品质改善，查明原因，作出必要的应急对策，必要时可停工整顿

例4.10　根据例4.2的数据，计算甲硝唑芬布芬胶囊充填工艺的过程能力指数，根据输出结果计算产品不合格率，并对过程能力等级进行判断。

解：（1）在工作表的 $C_1 - C_8$ 列输入数据，建立数据表。

（2）由指令"统计—质量工具—能力分析—正态"进入"能力分析（正态分布）"对话框，按图4-25进行设置。

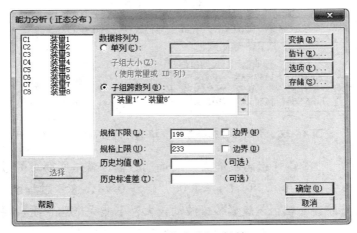

图4-25　能力分析对话框

（3）点击"选项"按钮，在"能力分析（正态分布）—选项"对话框中，按图4-26进行设置。

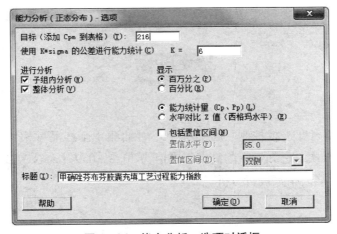

图4-26　能力分析—选项对话框

（4）点击"确定"，即可得到该工艺的过程能力指数（图 4 – 27）。

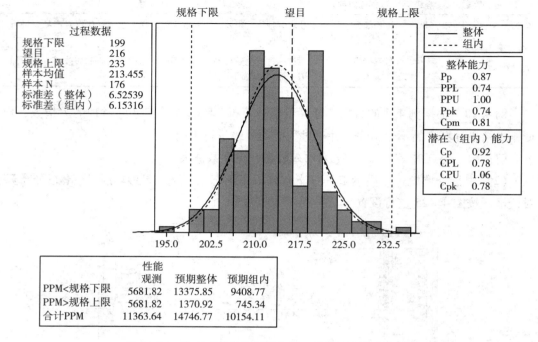

图 4 – 27　甲硝唑芬布芬胶囊充填工艺的过程能力指数

（5）结果分析　"潜在（组内）能力"后面的数据，就是所要求的过程能力，由此可以看到，$C_p = 0.92$，$C_{pL} = 0.78$，$C_{pU} = 1.06$，$C_{pk} = 0.78$，这些过程能力指数都偏小，说明甲硝唑芬布芬胶囊充填工艺胶囊装量波动较大，不能完全达到质量要求，该工艺过程能力不足；计算的 C_p 和 C_{pk} 差异较大，说明均值偏离规格中心比较远，所以该工艺既要减少波动，也要纠正均值的偏离。

下中框"预测组内性能"显示 PPM = 10154，说明预测该过程不合格品率为 1.0154%。

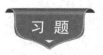

1. 为对安瓿的高度进行控制，每隔 1 个小时抽测 4 个样品（表 4 – 9），测定其高度，连续抽取了 20 次。已知安瓿的高度标准值为 30.2 ± 0.9（mm），试制作安瓿高度的控制图，并对过程能力指数进行分析。

表 4-9　安瓿高度测定数据　　　　　　　　　　单位：mm

序号	X_1	X_2	X_3	X_4	序号	X_1	X_2	X_3	X_4
1	29.9	30.1	30.3	30.2	11	30.1	30.0	29.9	29.7
2	30.6	30.4	29.6	29.5	12	30.4	29.7	30.0	30.5
3	29.9	29.7	29.1	30.2	13	30.3	29.4	30.2	29.8
4	29.6	30.6	29.8	29.9	14	29.8	30.0	30.1	30.0
5	30.1	29.9	29.3	29.8	15	30.4	29.2	29.8	30.0
6	29.9	30.0	29.6	30.5	16	29.8	29.8	30.4	29.9
7	30.4	29.4	30.3	30.0	17	29.9	30.3	30.0	29.5
8	30.0	30.4	29.4	30.0	18	30.0	29.6	29.7	29.9
9	30.5	29.7	29.9	30.4	19	30.6	29.5	30.4	29.7
10	30.2	30.8	29.5	29.9	20	30.2	29.8	30.1	29.9

2. 某片剂片重标准为 0.5g，片重差异限度为 ±5%。片剂车间压片过程中，每次抽取 5 片精密称量，连续抽取 25 次，数据如表 4-10 所示，试判断压片机生产是否稳定，并对过程能力进行分析。

表 4-10　片重测定

子样序号	片重测定值				
	X_1	X_2	X_3	X_4	X_5
1	0.46	0.50	0.48	0.50	0.52
2	0.53	0.48	0.50	0.50	0.52
3	0.52	0.49	0.54	0.53	0.49
4	0.49	0.50	0.47	0.49	0.47
5	0.52	0.51	0.48	0.50	0.48
6	0.54	0.52	0.47	0.48	0.47
7	0.53	0.53	0.49	0.50	0.50
8	0.50	0.52	0.51	0.53	0.49
9	0.49	0.49	0.51	0.47	0.49
10	0.52	0.53	0.50	0.50	0.52
11	0.47	0.54	0.49	0.46	0.47
12	0.52	0.51	0.49	0.51	0.48
13	0.48	0.51	0.49	0.51	0.48
14	0.48	0.48	0.50	0.49	0.50
15	0.51	0.52	0.50	0.53	0.54
16	0.46	0.52	0.49	0.50	0.49
17	0.49	0.48	0.50	0.49	0.51
18	0.53	0.47	0.51	0.47	0.50

子样序号	片重测定值				
	X_1	X_2	X_3	X_4	X_5
19	0.48	0.47	0.48	0.47	0.49
20	0.50	0.49	0.50	0.49	0.50
21	0.49	0.51	0.51	0.51	0.53
22	0.50	0.50	0.50	0.49	0.49
23	0.50	0.51	0.51	0.54	0.54
24	0.48	0.48	0.49	0.51	0.51
25	0.50	0.50	0.53	0.50	0.54

3. 某药品质量标准为每袋 $5g \pm 0.3g$，现抽取了一批药品进行装量测定，得其平均值为 4.976，标准差为 0.1，试计算包装机的过程能力指数。

4. 已知某种药品的不合格品数的统计资料如表 4-11 所示，试作 P 图。

表 4-11　药品不合格品数统计表

样本号	样品大小	不合格品数	样本号	样品大小	不合格品数
1	350	14	16	500	14
2	350	21	17	500	18
3	600	13	18	500	48
4	300	7	19	650	33
5	300	4	20	450	11
6	550	11	21	500	19
7	600	26	22	400	19
8	600	14	23	350	12
9	600	5	24	350	15
10	350	8	25	350	7
11	400	17	26	400	10
12	500	17	27	600	6
13	500	9	28	500	6
14	500	21	29	600	17
15	400	3	30	600	15

第五章　统计推断

统计技术的目的在于探索总体的统计规律性，就是根据样本所提供的信息，对总体作出正确的推断。抽取了样本 x_1，x_2，$\cdots$，x_n 以后，通过构造适当的统计量，利用统计量所服从的抽样分布，就可以对总体的分布及数字特征作出推断，这就是统计推断问题。

第一节　抽样分布

统计量的分布称为抽样分布（sampling distribution）。它常用来评价估计量的好坏，构造置信区间和拒绝域，在推断统计中很有用，故寻求抽样分布是统计推断的基础工作。

一、样本均值 $\bar{x}$ 的分布

定理 5.1　设 x_1，x_2，$\cdots$，x_n 是来自某总体 X 的一个样本。

1. 若总体 X 服从正态分布 $N(\mu,\sigma^2)$，则其样本均值 $\bar{x}$ 服从的分布为正态分布 $N(\mu,\sigma^2/n)$，即

$$\bar{x} = \frac{1}{n}\sum_{i=1}^{n} x_i \sim N\left(\mu,\frac{\sigma^2}{n}\right)$$

2. 若总体 X 服从的分布未知，或服从某个非正态分布，只要其均值 μ 与方差 σ^2 存

在，则在样本容量 n 较大时，样本均值近似服从正态分布 $N(\mu, \sigma^2/n)$。

这个定理表明：无论总体是正态还是非正态，连续还是离散，只要其方差 σ^2 存在，则 $\bar{x}$ 的分布随着样本量 n 的增加而愈来愈接近正态分布，其均值不变，方差缩小 n 倍。

将样本均值 $\bar{x}$ 标准化，则有 z 统计量及其分布：$z = \dfrac{\bar{x} - \mu}{\sigma/\sqrt{n}} \sim N(0,1)$。标准正态分布图如 5 - 1 所示。

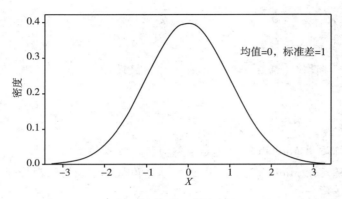

图 5 - 1　标准正态分布图

二、χ^2 分布

定义 5.1　设随机变量 X_1，X_2，$\cdots$，X_n 相互独立，且都服从标准正态分布 $N(0,1)$，则称

$$\chi^2 = X_1^2 + X_2^2 + \cdots + X_n^2$$

服从自由度为 n 的 χ^2（卡方）分布，并记为 $\chi^2 \sim \chi^2(n)$。在统计中，自由度表示统计量中独立变量的个数，记为 df。

$\chi^2(n)$ 分布密度曲线的图形如图 5 - 2 所示。从图 5 - 2 可以看出，$\chi^2(n)$ 分布是不对称的偏态分布，而且只在第一象限取值，并随着自由度 n 的增大曲线逐渐趋于对称。实际上，当 $n \to \infty$ 时，$\chi^2(n)$ 分布的极限分布为正态分布。

定理 5.2　设总体 $X \sim N(\mu, \sigma^2)$，x_1，x_2，$\cdots$，x_n 为取自 X 的一个样本，$\bar{x}$ 与 S^2 为该样本的样本均值与样本方差，则有

$$\chi^2 = \frac{(n-1)S^2}{\sigma^2} \sim \chi^2(n-1)$$

三、t 分布

定义 5.2　设随机变量 $X \sim N(0,1)$，随机变量 $Y \sim \chi^2(n)$，且 X 与 Y 相互独立，则称随机变量

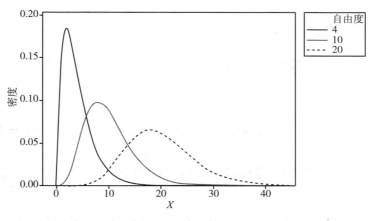

图5-2　$\chi^2(n)$ 分布图

$$T = \frac{X}{\sqrt{Y/n}}$$

服从自由度为 n 的 t 分布或学生分布，记为 $T \sim t(n)$。

t 分布的密度曲线图形如图5-3中虚线所示（自由度 $n=5$）。

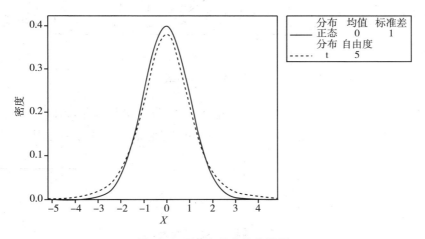

图5-3　t 分布的密度曲线图

从图5-3中可以看到，t 分布的密度曲线与标准正态分布曲线（上图中实线）类似，是以纵轴为对称轴的"钟形"曲线，而且随着自由度 n 的逐渐增大，t 分布逐渐接近于标准正态分布 $N(0,1)$。

定理5.3　设总体 $X \sim N(\mu,\sigma^2)$，x_1，x_2，$\cdots$，x_n 为取自 X 的一个样本，$\bar{x}$ 与 S^2 为该样本的样本均值与样本方差，则其样本均值 $\bar{x}$ 的抽样分布服从自由度为 $n-1$ 的 t 分布，即

$$t = \frac{\bar{x} - \mu}{s/\sqrt{n}} \sim t(n-1)$$

四、F 分布

定义 5.3 设随机变量 $X \sim \chi^2(n_1)$，$Y \sim \chi^2(n_2)$，且 X 与 Y 相互独立，则称随机变量

$$F = \frac{X/n_1}{Y/n_2}$$

服从自由度为 (n_1, n_2) 的 F 分布，记为 $F \sim F(n_1, n_2)$。其中 n_1 称为第一自由度，n_2 称为第二自由度。

F 分布的概率密度函数的图形如图 5-4 所示，也是一条高峰偏向左侧的曲线，而且只在第一象限取值。

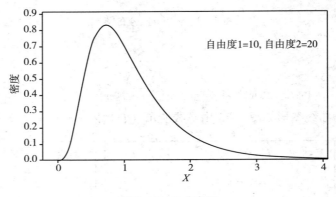

图 5-4 F 分布图

定理 5.4 设 x_1，x_2，$\cdots$，x_n 与 y_1，y_2，$\cdots$，y_n 分别是来自正态总体 $X \sim N(\mu_1, \sigma_1^2)$ 和 $Y \sim N(\mu_2, \sigma_2^2)$ 的两个相互独立样本，S_x^2、S_y^2 分别是它们的样本方差，则

$$F = \frac{S_x^2/\sigma_1^2}{S_y^2/\sigma_2^2} \sim F(n_1 - 1, n_2 - 1)$$

第二节 参数估计

参数估计是统计推断的基本问题之一，一般包括点估计和区间估计两种类型。

一、参数的点估计

参数 θ 的点估计就是要构造一个样本统计量 $\hat{\theta} = \hat{\theta}(x_1, x_2, \cdots, x_n)$ 去估计 θ，称 $\hat{\theta}$ 为 θ 的点估计量。

参数点估计的方法主要有矩估计法、最大似然估计法和最小二乘法等，这里只介绍矩估计法。矩（moment）是统计学中以均值为基础定义的数字特征。常见的均值就是一

阶原点矩，方差是二阶中心矩。

所谓矩估计法（moment method of estimation），就是利用样本矩来估计总体矩的估计法。最常用的矩估计法是用样本均值 $\bar{x}$ 来估计总体的均值 μ，用样本方差 S^2 来估计总体的方差 σ^2，即有：

$$\hat{\mu} = \bar{x} = \frac{1}{n}\sum_{i=1}^{n} x_i$$

$$\hat{\sigma}^2 = S^2 = \frac{1}{n-1}\sum_{i=1}^{n} (x_i - \bar{x})^2$$

例 5.1　从同一批次的阿司匹林片中随机抽取 10 片，测定其溶解 50% 所需时间 T_{50}，结果如下（单位：分钟）

$$5.3,\ 3.6,\ 5.1,\ 6.6,\ 4.9,\ 6.5,\ 5.2,\ 3.7,\ 5.4,\ 5.0$$

试问该批次阿司匹林片溶解 50% 所需时间 T_{50} 的均值和方差估计值是多少？

解：由 10 片阿司匹林片的 T_{50} 计算得：

$$\hat{\mu} = \bar{x} = \frac{1}{n}\sum_{i=1}^{n} x_i = 5.13 \qquad \hat{\sigma}^2 = S^2 = \frac{1}{n-1}\sum_{i=1}^{n} (x_i - \bar{x})^2 = 0.956$$

故该批次阿司匹林片 T_{50} 的均值 μ 的矩估计值是 5.13，方差 σ^2 的矩估计值是 0.956。矩估计法的优点是直观、简便、适应性广，特别是直接估计总体的数字特征。

二、参数的区间估计

用点估计来估计总体参数 θ 时，由于样本的随机性从一个样本得到的估计值 $\hat{\theta}$ 往往不会恰好等于待估参数 θ 的真值，换言之，估计值 $\hat{\theta}$ 与真值 θ 之间存在着一定的偏差。因此，需要研究这些估计值的精确性和可靠性，这就是参数的区间估计问题。

（一）置信区间

定义 5.4　设 θ 是总体 X 的一个未知参数，如果对于给定的 α（$0 < \alpha < 1$），能找到两个值 $\hat{\theta}_1$ 和 $\hat{\theta}_2$，使得 $P\{\hat{\theta}_1 < \theta < \hat{\theta}_2\} = 1 - \alpha$ 成立，则称区间 $(\hat{\theta}_1,\ \hat{\theta}_2)$ 为参数 θ 的置信区间（confidence interval），$\hat{\theta}_1$、$\hat{\theta}_2$ 分别称为置信下限（confidence lower limit）和置信上限（confidence upper limit），α 称为显著性水平，$1 - \alpha$ 称为置信度或置信水平（confidence level）。

（二）单个正态总体参数 μ 和 σ^2 的区间估计

对正态总体 $N(\mu,\ \sigma^2)$ 的参数 μ 和 σ^2 和进行区间估计，首先应恰当选择统计量，然后根据显著性水平，查得临界值，从而求出相应的参数的置信区间。现将正态分布参数的置信区间汇总于表 5 - 1。

表 5 – 1　正态分布参数的置信区间

参数	条件	统计量	$1-\alpha$ 置信区间	所用临界值
μ	σ^2 已知	$z = \dfrac{\bar{x} - \mu}{\sigma/\sqrt{n}}$	$\left(\bar{x} - z_{\alpha/2}\dfrac{\sigma}{\sqrt{n}},\ \bar{x} + z_{\alpha/2}\dfrac{\sigma}{\sqrt{n}}\right)$	$z_{\alpha/2}$ 是标准正态分布的临界值
μ	σ^2 未知	$T = \dfrac{\bar{x} - \mu}{s/\sqrt{n}}$	$\left(\bar{x} - t_{\alpha/2}\dfrac{S}{\sqrt{n}},\ \bar{x} + t_{\alpha/2}\dfrac{S}{\sqrt{n}}\right)$	$t_{\alpha/2}$ 是 t 分布的临界值
σ^2	μ 未知	$\chi^2 = \dfrac{(n-1)s^2}{\sigma^2}$	$\left(\dfrac{(n-1)S^2}{\chi^2_{\alpha/2}},\ \dfrac{(n-1)S^2}{\chi^2_{1-\alpha/2}}\right)$	$\chi^2_{\alpha/2}(n-1)$ 和 $\chi^2_{1-\alpha/2}(n-1)$ 是 χ^2 分布的两个临界值

1. 总体方差已知，对均值 μ 的区间估计（z 统计量）

例 5.2　某车间用一台包装机包装葡萄糖，设包装机包装的糖重服从方差为 $\sigma^2 = 0.015^2$ 正态分布。现从某天生产的葡萄糖中随机抽取 9 袋，测得糖重（单位：kg）为：

0.497，0.508，0.518，0.524，0.494，0.511，0.513，0.519，0.515

试求：（1）葡萄糖重均值 μ 的点估计；（2）葡萄糖重均值 μ 的 95% 的置信区间。

解 1：葡萄糖重 $X \sim N(\mu, 0.015^2)$

（1）由抽样数据计算得 $\bar{x} = \dfrac{1}{9}(0.497 + 0.508 + \cdots + 0.515) = 0.511$

则所求均值 μ 的点估计为：$\hat{\mu} = \bar{x} = 0.511$。

（2）对于 $1 - \alpha = 0.95$，则有 $\alpha = 0.05$，查标准正态分布临界值表得临界值：

$$z_{\alpha/2} = z_{0.05/2} = z_{0.025} = 1.96$$

又已知 $\sigma = 0.015$，$n = 9$，故

$$\bar{x} \pm z_{\alpha/2}\frac{\sigma}{\sqrt{n}} = 0.511 \pm 1.96\frac{0.015}{\sqrt{9}} = 0.511 \pm 0.0098$$

所以，包装机包装葡萄糖重的均值 μ 的 95% 置信区间为（0.5012，0.5208）。

上述方法进行参数估计时，需要选择相应统计量，根据置信水平 $1 - \alpha$ 查出相应分布的临界值，然后代入相应公式求出置信区间，计算过程相当繁琐。如果利用 Minitab 软件进行参数估计，则非常方便。

解 2：这是总体方差已知，对总体均值进行参数估计，应该选择 z 统计量。打开 Minitab 软件，在数据窗口内将例题中 9 个糖重数据填在 C1 列上，变量命名为"葡萄糖重"，如图 5 – 5 所示，然后实施下列指令。

指　　　　令	功　　能
从"统计—基本统计量—单样本 Z"进入"单样本 Z"对话框	选定用单样本 Z 对话框计算
选择分析变量"葡萄糖重"	选择分析变量
"标准差"空格填 0.015	指定标准差的值为 0.015
不选择假设检验，见图 5 – 6	不使用进行假设检验的功能
点击"选项"，进入"单样本 Z：选项"对话框	显示选项对话框
置信水平空格中填写 95	指定置信水平是 95%
在"备择假设"选择"均值≠假设均值"，见图 5 – 7	选定双侧置信区间

↓	**C1**
	葡萄糖重
1	0.497
2	0.508
3	0.518
4	0.524
5	0.494
6	0.511
7	0.513
8	0.519
9	0.515

图 5 – 5　数据窗口

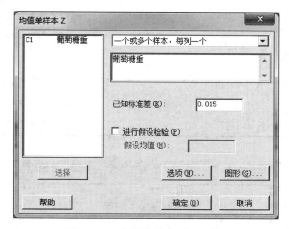

图 5 – 6　均值单样本 Z 对话框

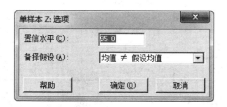

图 5 – 7　单样本 Z—选项对话框

各框点击"确定"，在会话窗口得到如下结果。

单样本 Z：葡萄糖重					
假定标准差 = 0.015					
变量	N	均值	标准差	均值标准误	95% 置信区间
葡萄糖重	9	0.51100	0.00997	0.00500	(0.50120, 0.52080)

结果分析：由"均值"下面的数 0.511 可知，该日所包装的葡萄糖重的平均值 μ 的

点估计是 0.511，由最后一列知，葡萄糖重的均值 μ 的 95% 置信区间是（0.5012，0.5208）。

有时观测数据已经汇总，即已算出样本均值，要求估计总体均值时，需要采用"汇总数据"。

例 5.3 某商店为了解居民对某种商品的需要 Y（单位：kg），调查了 100 户家庭，设每户需要量 Y 服从方差为 9 的正态分布，由 100 户算出样本均值是 10，试求居民对该商品需要量均值 μ 的 99% 置信区间。

解： 执行如下操作。

指　　令	功　　能
从"统计—基本统计量—单样本 Z"进入"单样本 Z"对话框	选定用单样本 Z 对话框计算
选定"汇总数据"，"样本数量"填入 100，"均值"填入 10	设置样本数量和均值
"标准差"空格填 3	指定标准差的值为 3
不选择假设检验，见图 5-8	不使用进行假设检验的功能
点击"选项"，进入"单样本 Z—选项"对话框	显示选项对话框
置信水平空格中填写 99	指定置信水平是 99%
在"备择假设"选择"均值≠假设均值"	选定双侧置信区间

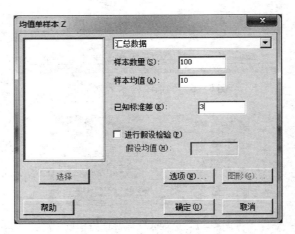

图 5-8　均值单样本 Z 间对话框

各对话框点击"确定"，在会话窗口得到如下结果。

单样本 Z			
假定标准差 = 3			
N	均值	均值标准误	99% 置信区间
100	10.000	0.300	（9.227，10.773）

结果分析：则居民对该产品需要量均值 μ 的 99% 置信区间为（9.227，10.773）。

例 5.4 对某地 144 名健康男子血清胆固醇进行测定，所得数据的样本均值为 $\bar{x} = 181.46$，样本标准差为 $S = 32.82$，试求该地区健康男子血清胆固醇的 95% 置信区间。（$\alpha = 0.05$）

解：本例中没有告诉数据是否服从正态分布，但是由于样本容量为 144，是大样本，按照定理 5.1，样本均值近似服从正态分布，所以可以使用 Z 统计量进行区间估计。

按下表中指令进行操作：

指　　令	功　　能
从"统计—基本统计量—单样本 Z"进入"均值单样本 Z"对话框	用 Z 统计量估计总体均值
选定"汇总数据"，在"样本数量"填入 144，"均值"填入 181.46，"标准差"填入 32.82	填入数据
不选择假设检验，见图 5 - 9	不选择假设检验功能
点击"选项"，进入"单样本 Z—选项"对话框	显示选项
置信水平空格中填写 95	指定置信水平是 95%
在"备择假设"选择"均值 ≠ 假设均值"	选定双侧置信区间

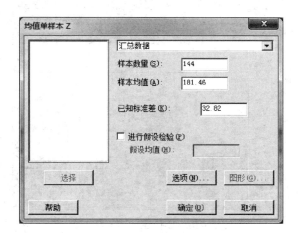

图 5 - 9 均值单样本 Z 对话框

各框点击"确定"。在会话窗口得到：

单样本 Z			
假定标准差 = 32.82			
N	均值	均值标准误	95% 置信区间
144	181.46	2.73	(176.10，186.82)

结果分析：该地区健康男子血清胆固醇均值 μ 的 95% 置信区间为（176.10，186.82）。

2. 总体方差未知，对均值 μ 的区间估计（t 统计量）

例 5.5 设对某制药企业 15 名质量管理人员进行统计软件的培训，所用培训时间如下（单位：天）：

　　　　52，44，55，44，45，59，50，54，62，46，54，58，60，62，63

　　设培训每个员工所需培训时间服从正态分布，求培训天数均值 μ 的点估计和95%置信区间。

　　解： 这是总体方差未知，对总体均值进行参数估计的情形，应该使用单样本 t 检验。

　　将15个数在数据窗口中排在C1列，命名该列为"天数"，实施指令：

指　　令	功　　能
从"统计—基本统计量—单样本 t"进入"单样本 t"对话框	用 t 法估计单个正态总体均值
选择分析变量"天数"	选择分析变量
不选择假设检验，见图5-10	不选择假设检验功能
点击"选项"，进入"单样本 t—选项"对话框	显示选项对话框
置信水平空格中填写95	指定置信水平是95%
在"备择假设"选择"均值≠假设均值"	选定双侧置信区间

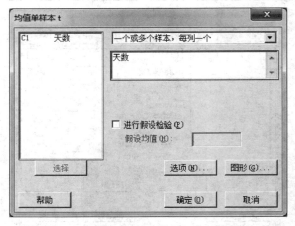

图5-10　均值单样本 t 对话框

　　各对话框点击"确定"，在会话窗口得到如下结果：

单样本 T：天数				
变量	N	均值	均值标准误	95% 置信区间
天数	15	53.87	1.76	(50.09，57.65)

　　结果分析：学员培训天数均值 μ 的点估计为 53.87，95% 置信区间是（50.09，57.65）。即预计学员培训天数平均值是 53.87 天；95% 的员工所需天数在 50.09 与 57.65 之间。

　　3. 总体方差 σ^2 的区间估计（χ^2 统计量）

　　例5.6　某剂型药物正常的生产过程中，含碳量服从正态分布。今从某日生产的产品中任意抽取 5 件，测得含碳量为：

$$1.32，1.55，1.36，1.40，1.44$$

试求药物含碳量方差 σ^2 的置信度为 95% 的置信区间。

解：这是对总体方差进行区间估计的情形，应该选择 χ^2 统计量。

将 5 个数填入 C1 列，命名为"含碳量"。然后实施如下指令：

指 令	功 能
从"统计—基本统计量—单方差"进入"单样本方差"对话框	进行单方差估计
选分析作变量"含碳量"	选择分析变量
不选择"假设检验"，见图 5 – 11	不执行假设检验功能
点击"选项"，进入"单方差—选项"对话框	展示选项
置信水平空格中填写 95	指定置信水平是 95%
在"备择"空格中选择"不等于"	选定双侧置信区间

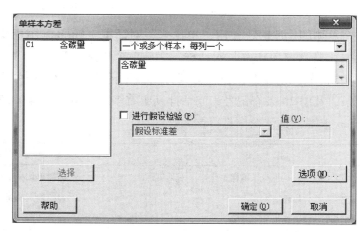

图 5 – 11 单方差对话框

各对话框点击"确定"，在会话窗口得到如下输出：

单方差检验和置信区间：含碳量			
卡方方法仅适用于正态分布			
Bonett 方法适用于任何连续分布			
统计量			
变量	N	标准差	方差
含碳量	5	0.0882	0.00778
95% 置信区间			
变量	方法	标准差置信区间	方差置信区间
含碳量	卡方	(0.0528，0.2535)	(0.00279，0.06424)
	Bonett	(0.0382，0.3351)	(0.00146，0.11228)

结果分析：卡方方法仅适用于正态分布，Bonett 方法适用于任何连续分布。由于含碳量服从正态分布，因此，含碳量方差 95% 置信区间是（0.00279，0.6424）。

（三）总体率的区间估计

总体率（population rate）P 是指总体中具有某种特征的的个体占总体中全部个体的比率。如果总体容量为 N，具有某种特征的个体数为 M，则 $P = \dfrac{M}{N}$。例如，全部药品中合格品的比率，某地区吸烟者中肺癌的发病率等均为总体率。

样本率（sample rate）p 是指在随机抽样得到的样本中具有该特征的的个体占样本全部个体的比率。如果样本容量为 n，其中具有某种特征的个体数为 m，则 $p = \dfrac{m}{n}$。

总体率对我们的生产实践活动有很重要的指导作用，但在实际应用中，总体率往往是未知的。由于样本率 p 是总体率 P 的无偏估计量，所以在实际应用中，一般利用样本率 p 来估计总体率 P。

当要估计一个总体的比率时，使用"单比率"对话框。Minitab 用指令："统计—基本统计量—单比率"进入"单比率"对话框，实施单个总体比率估计。

例 5.7　从湖中随机抓出 400 条鱼，在其身上做下记号，放入湖中。24 小时后从湖中随机捕捉 300 条，其中 20 条有记号，问估计湖中有多少条鱼？（$\alpha = 0.05$）

解：用 Minitab 求解，具体操作是：

指　令	功　能
从"统计—基本统计量—单比率"进入"单样本比率"对话框	选择单比率估计
在"单比率"对话框选择"汇总数据"	表明输入的是"汇总数据"
在"事件数"后填 20；在"试验数"后填 300	输入数据
不选择"进行假设检验"，见图 5 - 12	不进行假设检验
点击"选项"后进入"单比率—选项"对话框	显示选项对话框
在"单样本比率—选项"对话框中"置信水平"空格填写 95	指定置信水平是 95%
选择"比率 ≠ 假设比率"	指定计算双侧置信区间

各对话框点击"确定"后会话窗口得到：

单比率检验和置信区间				
样本	X	N	样本 p	95% 置信区间
1	20	300	0.066667	（0.041194，0.101086）

结果分析：总体率 P 的估计值是 0.066667，P 的 95% 置信区间为（0.041194，0.101086），从而鱼总数的点估计是 400/0.066667 = 6000；鱼总数的 95% 置信区间为（400/0.101086，400/0.041194），即水库中的鱼 95% 可能在 3957 条和 9710 条之间。

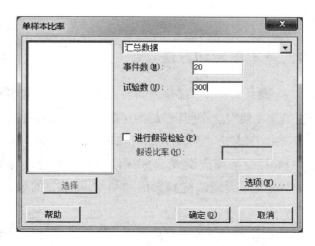

图 5 – 12　单比率对话框

第三节　假设检验的基本概念

一、假设检验问题

假设检验（Testing Hypothesis）与参数估计的基本任务是相同的，即利用从样本中所获得的信息对总体进行统计推断，但它们对问题的提法与解决问题的途径不同。假设检验是根据问题的需要，对总体参数进行一个假设，然后利用样本数据，采用一定的统计方法计算出有关检验的统计量，依据一定的概率原则，以较小的风险来判断假设是否成立，是否应当接受原假设的一种统计推断方法。

进行假设检验，先要对假设进行陈述，通过下例加以说明。

案例　设某药厂一台自动压片机压制的药片重量服从正态分布 $N(\mu, \sigma^2)$，按规定每片药片的标准重量为 100mg，由以往经验知其标准差 $\sigma = 4.5$mg 保持不变。某天为检查压片机工作是否正常，随机抽取该机所压制的药片 25 片称重，得其平均片重 $\bar{x} =$ 98.4mg，问该压片机工作是否正常？（$\alpha = 0.05$）

直观上看，该天压片机工作是否正常，取决于样本平均数 $\bar{x}$ 与 $\mu_0 = 100$ 有无实质性的差异。这有两种可能：一种可能是没有实质性差异，即 $\bar{x}$ 与 μ_0 的差数纯属偶然因素所致；另一种可能是有实质性差异，此时 $\bar{x}$ 与 μ_0 之间的差异不能用偶然因素来解释，应认为是因机器的缘故。究竟是哪种情况？这就需要利用样本的信息进行检验，即利用样本提供的信息来判断统计假设 $H_0 : \mu = \mu_0 = 100$mg 是否成立。

在假设检验中，常把被检验的假设叫做**原假设**，用 H_0 表示，而把所考察问题的对立面叫做**对立假设**或**备择假设**，用 H_1 表示。例如，在案例中，原假设 $H_0 : \mu = 100$；对

立假设 $H_1: \mu \neq 100$。

二、假设检验的基本思想和方法

不论何种假设，其检验的基本思想都是相同的，这就是所谓概率性质的反证法。为了检验假设 H_0 是否正确，先假定这个假设 H_0 为正确，看由此能推出什么结果。如果导致一个不合理现象的出现，则表明"假设 H_0 为正确"是错误的，即原假设 H_0 不正确，由此拒绝原假设 H_0，只好接受备择假设 H_1；如果没有导致不合理现象出现，则没有充分理由否定原假设，只好按照类似法院判案的"疑罪从无"的原理，判定原假设 H_0 成立。

概率性质的反证法的根据是小概率事件原理：小概率事件（即概率很小的事件）在一次试验中几乎是不可能发生的。为了界定"小概率"，习惯上树立一个"标杆 α"，将 $\alpha = 0.01$ 或 $\alpha = 0.05$ 视为"小概率"。α 越小，标志概率性质反证法的推理水平越高，故称为显著性水平。基于小概率原理的检验亦称为显著性检验。

假设检验分为双侧检验和单侧检验。

（一）双侧检验

不能根据专业知识判断两种结果谁高谁低时，采用双侧检验。双侧检验的目的是检验抽样的样本统计量与假设参数的差数是否过大（无论是正方向还是负方向），就把风险平分在右侧和左侧。比如显著性水平为 0.05，即概率曲线左右两侧各占 0.025。

如总体均值的双侧检验，原假设 $H_0: \mu = \mu_0$，备择假设 $H_1: \mu \neq \mu_0$。

（二）单侧检验

单侧检验只注意估计值是否偏高或偏低。如只注意偏低，则临界值在左侧，称左侧检验；如只注意偏高，则临界值在右侧，称右侧检验。

如总体均值的单侧检验，原假设 $H_0: \mu \geq \mu_0$；备择假设 $H_1: \mu < \mu_0$（左侧检验）。

或原假设 $H_0: \mu \leq \mu_0$；备择假设 $H_1: \mu > \mu_0$（右侧检验）。

在实践中采用何类检验是由实际问题来决定的，假设检验的一般步骤如下：

1. 作出所要检验的原假设 H_0，备择假设 H_1。

2. 在假设 H_0 成立的条件下，构造一个适当的检验统计量 Q，并根据样本值计算该统计量的实测值 Q_0。

3. 计算 $p = P(|Q| \geq Q_0)$。

4. 比较 p 值与 α，如果 $p \leq \alpha$，则拒绝假设 H_0；反之，则接受原假设 H_0。

通过 Minitab 进行假设检验，软件在会话窗口显示原假设与备择假设，并计算 p 值

（p 值是当原假设为真时所得到的样本观察结果或更极端结果出现的概率），若 p 值小于等于显著性水平 α 则拒绝原假设 H_0，接受备择假设 H_1；否则接受原假设 H_0。

三、假设检验的两类错误

由于抽样的随机性，按小概率原理判断 H_0，难免要犯下述两类错误。

H_0 实际为真，而拒绝了它，这类"弃真"的错误称为**第一类错误**，犯这类错误的概率就是显著性水平 α。

H_0 实际不真，而接受了它，这类"取伪"的错误称为**第二类错误**，犯这类错误的概率记为 β。

两类错误所造成的后果常常是不一样的。例如，要求检验某种新药是否提高疗效，作假设 H_0：该药未提高疗效，则第一类错误是把未提高疗效的新药误认为提高了疗效，倘若推广使用该新药，则对病人不利；而第二类错误则把疗效确有提高的新药误认为与原药相当，不予推广使用，当然也会带来损失。最理想的是所做的检验使犯两类错误的概率都很小，但实际上减少其中一个，另一个往往就会增大。要它们同时减小，只有增加样本容量，即增加试验次数，但这会导致人力、物力的耗费。所以，实际工作中要根据两类错误可能造成的损失和抽样耗费等统筹考虑。通常是限制犯第一类错误的概率 α，然后适当确定样本的容量使犯第二类错误的概率 β 尽可能地小。

假设检验中做出的判断与实际情况的关系如表 5 - 2 所示。

表 5 - 2　两类错误说明

判断	实际情况	
	H_0 真	H_0 不真
接受 H_0	正确	第二类错误
拒绝 H_0	第一类错误	正确

第四节　单个正态总体参数的假设检验

一、方差已知检验单个正态总体的均值

方差已知时，检验单个正态总体的均值，采用**单样本 Z 检验法**。

例 5.8　设某药厂一台自动压片机压制的药片重量服从正态分布 $N(\mu, \sigma^2)$，按规定每片药片的标准重量为 100mg，由以往经验知其标准差 $\sigma = 4.5$mg 保持不变。某天为检查压片机工作是否正常，随机抽取该机所压制的药片 25 片称重，得其平均片重 $\bar{x} = 98.4$mg，问该天压片机工作是否正常？（$\alpha = 0.05$）

解：压片机工作是否正常，就是检验压片机生产药片的片重所服从正态分布的总体均值 μ 是否等于标准规定的 100mg，即 $H_0: \mu = 100$，$H_1: \mu \neq 100$，由于片重总体服从正态分布，方差（或标准差）已知，要对总体均值进行检验，应该选择单样本 Z 检验法，实施如下指令。

指　　令	功　　能
从"统计—基本统计量—单样本 Z"进入"均值单样本 Z"对话框，选择"进行假设检验"	要求进行单样本 Z 检验
选定"汇总数据"	要求 Minitab 分析"汇总数据"
"样本数量"空格填 25	样本数量是 25
"均值"空格填 98.4	25 个观察值的样本均值是 98.4
"标准差"空格填 4.5	总体标准差是 4.5
"假设均值"空格填 100，见图 5-13	检验均值与假设均值 100 比较
点击"选项"，进入"单样本 Z—选项"对话框	置信水平设置为 95%
备择假设设置为"均值≠假设均值"，见图 5-14	设置为双侧检验

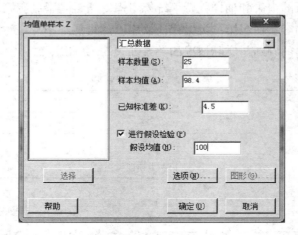

图 5-13　均值单样本 Z 对话框

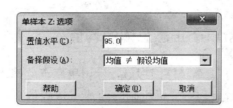

图 5-14　单样本 Z 选项对话框

各对话框点击"确定"，在会话窗口得到结果如下：

单样本 Z					
mu = 100 与 ≠100 的检验					
假定标准差 = 4.5					
N	均值	均值标准误	95% 置信区间	Z	P 值
25	98.400	0.900	(96.636, 100.164)	−1.78	0.075

结果分析：由于 p 值 $= 0.075 > 0.05$，因而接受原假设，说明当天生产的药片的平均片重等于 100mg，即认为当天压片机工作正常。

例 5.9　某药品的有效期规定为 3 年（1095 天）。为延长有效期而改进配方后，从专业知识上有把握认为有效期的总体均值不会缩短，但是否确有延长不得而知。从新生产的一批产品中随机抽出 5 件样品进行储存试验，测得有效期（天）分别为：1050、1100、1150、1250 和 1280。假定该药的有效期服从正态分布 $N(\mu, 50^2)$，试问该药的平均有效期是否比规定的 3 年有所延长？（$\alpha = 0.05$）

解：在工作表 C1 列输入"有效期"数据。根据题意需作单侧检验：$H_0: \mu \leq 1095$，$H_1: \mu > 1095$，实施如下指令。

指　　　令	功　　　能
从"统计—基本统计量—单样本 Z"进入"单样本 Z"对话框，选择"进行假设检验"	要求进行单样本 Z 检验
选定"样本所在列"，在空格中选入"有效期"	要求 Minitab 分析"有效期"
在"标准差"空格填 50	设置输入已知的总体标准差
选择"进行假设检验"，在"假设均值"空格填 1095，见图 5−15	设定原假设
点击"选项"，进入"单样本 Z—选项"对话框	设置置信水平 95%
在"备择假设"中选择"均值 > 假设均值"，见图 5−16	选择右侧检验

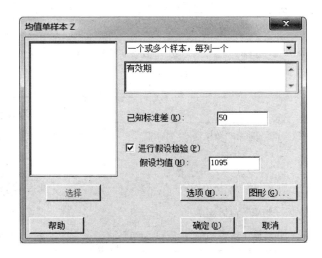

图 5−15　均值单样本 Z 对话框

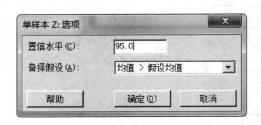

图 5-16 单样本 Z 选项对话框

各对话框点击"确定"，在会话窗口得到结果如下：

				单样本 Z：有效期			

mu = 1095 与 > 1095 的检验

假定标准差 = 50

变量	N	均值	标准差	均值标准误	95% 下限	Z	P 值
有效期	5	1166.0	97.6	22.4	1129.2	3.18	0.001

结果分析：由于 p 值 = 0.001 < 0.05，因而拒绝原假设，接受备择假设，即认为改进配方后，新生产的药品有效期的总体均值大于 3 年（1095 天）。

二、方差未知检验单个正态总体的均值

方差未知时，检验单个正态总体的均值，采用**单样本 t 检验法**。

例 5.10 某药厂生产复合维生素，要求每 50g 维生素中含铁 2400mg，现从某次生产过程中随机抽取 5 份试样，测得含铁量（mg/50g），分别为 2372、2409、2395、2399 和 2411。如果维生素中含铁量服从正态分布，问这批产品的平均含铁量是否合格？（α = 0.05）

解： 在工作表窗口 C1 列输入"含铁量"数据。这个问题就是要检验 H_0：μ = 2400，H_1：$\mu \neq 2400$。实施如下指令。

指　　令	功　能
从"统计—基本统计量—单样本 t"进入"单样本 t"对话框	要求进行单样本 t 检验
选定"含铁量"为操作变量	要求分析"含铁量"
选择"进行假设检验"，在"假设均值"空格填 2400，见图 5-17	设定原假设
点击"选项"，进入"单样本 t—选项"对话框。	设置置信水平 95%
根据备择假设在"备择假设"中选择"均值≠假设均值"，见图 5-18	选择双侧检验

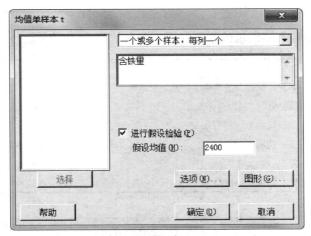

图 5 – 17　均值单样本 t 对话框

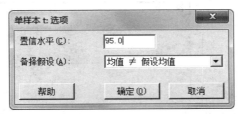

图 5 – 18　单样本 t 选项对话框

各对话框点击"确定"，在会话窗口得到结果如下：

单样本 T：含铁量						
mu = 2400 与 ≠ 2400 的检验						
变量	N	均值	标准差	均值标准误	95% 置信区间	T	P 值
含铁量	5	2397.2	15.59	6.97	(2377.84，2416.56)	– 0.40	0.709

结果分析：由于 p 值 = 0.709 > 0.05，因而接受原假设，即认为这批产品的平均铁含量与规定的标准之间无显著性差异，即认为其含铁量符合规定的标准。

三、检验单个正态总体的方差

方差是用来刻画数据变异大小的，检验单个正态总体的方差，用 χ^2 **检验法**。

例 5.11　某实验室用紫外可见光光度法测定钯含量（%），根据长期经验知，在正常情况下此催化剂中钯含量服从标准差 $\sigma = 0.18\%$ 的正态分布 $N(\mu, \sigma^2)$，分光光度计进行检修后，用它测定同样的钯催化剂测得的钯含量（%）分别为 3.73、3.59、3.61、3.63、3.16、3.44。试问仪器经过检修后稳定性是否有了显著变化？（$\alpha = 0.05$）

解：因为仪器检修前后测定同样的催化剂，所以催化剂本身钯含量没有变化，如果检修前后测量值不同，则是仪器稳定性发生变化所致。因此，要通过检修后所抽样本方差 s^2 推断总体方差 σ^2 是否等于正常情况下规定的方差 0.18^2，即检验：$H_0: \sigma^2 = 0.18^2$，

H_1：$\sigma^2 \neq 0.18^2$。

在工作表 C1 列输入钯含量的测量数据，命名该列为"钯含量"。再实施下列指令：

指　令	功　能
从"统计—基本统计量—单方差"进入"单样本方差"对话框	进行单方差检验
选择"钯含量"为分析变量，见图 5–19	分析"钯含量"
选择"进行假设检验"，"假设标准差"填写 0.18	设定原假设
点击"选项"进入"单方差—选项"对话框	显示选项对话框
置信水平设置为 95%，见图 5–20	设定置信水平
在"备择假设"选项中选择"均值≠假设均值"	进行双侧检验

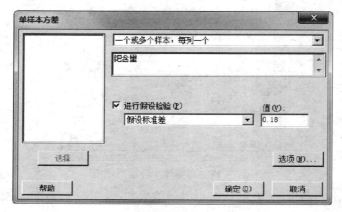

图 5–19　单样本方差对话框

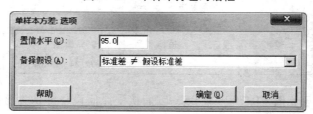

图 5–20　单样本方差选项对话框

各对话框点击"确定"后，会话窗口得到结果如下：

单方差检验和置信区间：钯含量				
方法				
原假设 $\sigma = 0.18$				
备择假设 $\sigma \neq 0.18$				
卡方方法仅适用于正态分布				
Bonett 方法适用于任何连续分布				
变量	方法	检验统计量	自由度	P 值
钯含量	卡方	6.33	5	0.552
	Bonett	—	—	0.788

结果分析：因为总体服从正态分布，应当选用卡方方法，由上表可见，"卡方"所在行的 p 值 $=0.552>0.05$，所以接受原假设，即认为仪器经过检修，稳定性并没有发生显著变化。

第五节　两个正态总体参数的假设检验

一、两个正态总体方差的检验

方差相等（或无显著性差异）的总体，称为具有方差齐性的总体，故两个（或多个）总体方差的显著性检验也称方差齐性检验，常采用 F 检验法。Minitab 的"双方差"对话框能实施比较两个总体方差比的单侧或双侧检验。

例 5.12　用 24 只豚鼠均分成两组作支管灌流试验，记录流速如下（滴数/分）。

对照组：46，30，38，48，60，46，26，58，46，48，44，48

用药组：54，46，50，52，52，58，64，56，54，54，58，36

假设豚鼠灌流试验的流速服从正态分布，试检验这两组灌流试验流速方差是否有显著差异？（$\alpha=0.05$）

解：设对照组标准差为 σ_1，用药组标准差为 σ_2，检验两组灌流试验流速方差是否有显著差异，就是要进行两组方差的双侧假设检验：$H_0: \sigma_1^2=\sigma_2^2$，$H_1: \sigma_1^2\neq\sigma_2^2$。

在数据窗口 C1 和 C2 列分别输入对照组和用药组的数据，命名为"对照组"和"用药组"。然后执行以下指令：

指　　令	功　　能
从"统计—基本统计量—双方差"进入"双样本方差"对话框	两总体方差的比较
在"双方差"对话框上选择"每个样本位于其自己的列中"	两总体观测值位于两列
在"样本 1"选入"对照组"，"样本 2"选入"用药组"，见图 5-21	选择分析变量
点击"选项"进入"双样本方差—选项"对话框	显示选项对话框
"比率"下选择"样本 1 标准差/样本 2 标准差"	进行标准差比较
置信水平选择 95%，在"假设比率"中设置为"1"	设定置信水平和假设比率
在"备择假设"选项中选择"比率≠假设比率"	选择双侧检验
选择"根据正态分布使用检验和置信区间"，见图 5-22	按正态分布分析

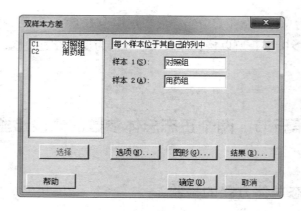

图 5 – 21　双样本方差对话框

图 5 – 22　双样本方差选项对话框

各对话框点击"确定"后会话窗口得到：

双方差检验和置信区间：对照组，用药组				
方法				
原假设 σ(对照组)／σ(用药组)=1				
备择假设 σ(对照组)／σ(用药组)≠1				
显著性水平 α=0.05				
已使用 F 方法。此方法仅适用于正态数据				
检验方法	DF1	DF2	检验统计量	P 值
F	11	11	1.99	0.268

结果分析：由 p 值 $=0.268>0.05$，所以接受原假设，即认为对豚鼠的这两组灌流试验流速方差没有显著差异。

例 5.13　为考察甲、乙两批药品中某种成分的含量（%），现分别从这两批药品中各抽取 9 个样品进行测定，测得其样本均值和样本方差分别为 $\bar{x}=76.23$，$s_1^2=3.29$ 和 $\bar{y}=74.43$，$s_2^2=2.25$。假设它们都服从正态分布，试检验甲、乙两批药品中该种成分含

量的波动是否有显著差异？（$\alpha = 0.05$）

　　解： 根据题意，应检验 H_0：$\sigma_1^2 = \sigma_2^2$，H_1：$\sigma_1^2 \neq \sigma_2^2$。实施如下指令：

指　　令	功　　能
从"统计—基本统计量—双方差"进入"双样本方差"对话框	两总体方差的检验
在"双方差"对话框上选择"样本方差"	两总体观测值是汇总数据
在"样本1"后"样本数量"空格中填写9，"样本方差"空格中填写3.29；在"样本2"后"样本数量"空格中填写9，"样本方差"空格中填写2.25，见图5-23	两总体观测值的汇总数据
点击"选项"进入"双样本方差—选项"对话框	显示选项
"假设比率"下选择"样本1方差/样本2方差"	显示方差比较
在"置信水平"处输入95	设置置信水平
在"假设比率"出输入1	进行等方差检验
在"备择"选项中选择"比率≠假设比率"，见图5-24	进行双侧检验

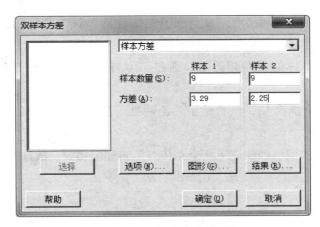

图5-23　双样本方差对话框

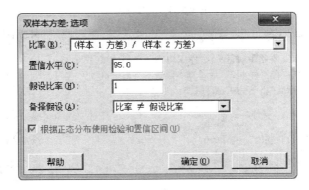

图5-24　双样本方差选项对话框

各对话框点击"确定"后会话窗口得到：

双方差检验和置信区间				
原假设 σ(第一)$/\sigma$(秒)$=1$				
备择假设 σ(第一)$/\sigma$(秒)$\neq 1$				
显著性水平 $\alpha = 0.05$				
已使用 F 方法。此方法仅适用于正态数据。				
检验方法	DF1	DF2	检验统计量	P 值
F	8	8	1.46	0.604

结果分析：由 p 值 $=0.604>0.05$ 可见，接受原假设，即认为甲、乙两药中该种成分含量的波动没有显著差异。

二、两个正态总体均值的检验

当有两个总体，需要知道它们的均值是否相等，而又不知道它们的方差时，可以进行双样本 t 检验。Minitab 用指令"统计—基本统计量—双样本 t"进入"双样本 t"对话框，从而进行 t 检验。和单总体检验一样，利用"备择"空格中的选项实施单侧和双侧检验。当两个总体的方差相等时，通过"双样本 t"对话框选择"假定等方差"而实施。

例 5.14 条件同例 5.13，试检验甲、乙两批药品中该种成分的含量是否有显著差异？（$\alpha = 0.05$）

解： 例 5.13 的检验已经知道了两个总体方差未知但相等，故选择 t 检验法。应检验

$$H_0 : \mu_1 = \mu_2 , \ H_1 : \mu_1 \neq \mu_2$$

实施如下指令：

指　　令	功　　能
从"统计—基本统计量—双样本 t"进入"均值双样本 t"对话框	两总体均值的比较
在"均值双样本 t"对话框上选择"汇总数据"	两总体观测值是汇总数据
在"样本 1"后"样本数量"空格中填写 9，"样本均值"空格中填写 76.23，"标准差"空格中填写 1.81；在"样本 2"后"样本数量"空格中填写 9，"均值"空格中填写 74.43，"标准差"空格中填写 1.5，见图 5-25	输入两总体观测值的汇总数据
点击"选项"进入"双样本 t—选项"对话框	显示选项
"置信水平"填写 95.0，"检验差值"填写 0.0	设定置信水平和检验差值
"备择假设"选择"差分 $\neq$ 假设差分"，见图 5-26	进行双侧检验
选择"假设等方差"	例 5.13 已检验两总体等方差

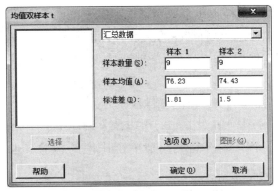

图 5-25　均值双样本 t 对话框

图 5-26　双样本 t 选项对话框

各对话框点击"确定"后，会话窗口得到：

双样本 T 检验和置信区间				
样本	N	均值	标准差	均值标准误
1	9	76.23	1.81	0.60
2	9	74.43	1.50	0.50

差值 $= \mu(1) - \mu(2)$

差值估计值：1.800

差值的 95% 置信区间：（0.139，3.461）

差值 $= 0$（与 $\neq$）的 t 检验：t 值 $= 2.30$；P 值 $= 0.035$；自由度 $= 16$

两者都使用合并标准差 $= 1.6622$

结果分析：由于 p 值 $= 0.035 < 0.05$，因此拒绝原假设，接受备择假设，即认为甲、乙两批药品中该种成分的含量有显著性差异。

第六节　总体比率检验

比率检验就是从统计数据出发对 P 的大小进行判断。Minitab 用指令："统计—基本统计量—单比率"进入"单样本比率"对话框，实施单比率检验。

例 5.15 假定国家规定，某种产品的次品率不得超过 1%，现从一批产品中随机抽出 200 件，经检查发现有 3 件次品。试问：这批产品的次品率 P 是否符合国家标准？（$\alpha = 0.05$）

解： 设这种产品次品率为 P，依题意作检验为：

$$H_0: P \leqslant 0.01, H_1: P > 0.01$$

这个问题只涉及一个总体次品率，是单个比率的检验，也是单侧检验。为此用指令：

指　　令	功　　能
从"统计—基本统计量—单比率"进入"单样本比率"对话框	进行单比率检验
在"单样本比率"对话框选择"汇总数据"	数据类型是汇总数据
在"事件数"后填 3；在"试验数"后填 200	样本量是 200，次品数是 3
选择"进行假设检验"，在"假设比率"后填 0.01，见图 5-27	总体次品率 p 与 0.01 相比
点击"选项"后进入"单样本比率—选项"对话框，见图 5-28	显示选项
"置信水平"填写 95	设定置信水平
"备择假设"选项中选入"比率 > 假设比率"	进行右侧检验

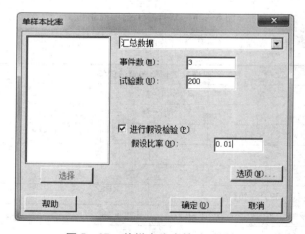

图 5-27　单样本比率检验对话框

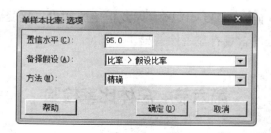

图 5-28　单样本比率检验选项对话框

各对话框点击确定后，在会话窗口得到：

单比率检验和置信区间					
$p = 0.01$ 与 $p > 0.01$ 的检验					
样本	X	N	样本 p	95% 下限	精确 P 值
1	3	200	0.015000	0.004101	0.323

结果分析：由 p 值 $= 0.323 > 0.05$ 可知，不能否定原假设，即认为该批产品的次品率符合国家标准。

运用 Minitab 进行假设检验的路径见表 5 - 3。

表 5 - 3　运用 Minitab 进行假设检验的路径

任　务	对话框
单个正态总体，已知方差检验均值	从"统计—基本统计量—单样本 Z"进入"均值单样本 Z"对话框
单个正态总体，未知方差检验均值	从"统计—基本统计量—单样本 t"进入"均值单样本 t"对话框
检验单个正态总体的方差	从"统计—基本统计量—单方差"进入"单样本方差"对话框
两个正态总体的方差齐性检验	从"统计—基本统计量—双方差"进入"双样本方差"对话框
两个正态总体，方差未知但相等，检验均值之差	从"统计—基本统计量—双样本 t"进入"均值双样本 t"对话框
两个正态总体，方差未知不相等，检验均值之差	从"统计—基本统计量—双样本 t"进入"均值双样本 t"对话框
检验单总体比率	从"统计—基本统计量—单比率"进入"单样本比率"对话框

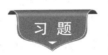

习　题

1. 逍遥丸崩解时间服从正态分布，从同一批号产品中随机抽取 5 丸作崩解试验，测得崩解时间分别为（单位：min）：

21，18，20，16，15

求该批药丸崩解时间总体均值 μ 的置信度为 99% 的置信区间。

2. 已知各产地绿茶中叶酸的含量的方差相同，从多个产地所产绿茶测出，绿茶所含叶酸量的标准差都是 2.089。而从某地所产的绿茶中抽检 7 次，测得叶酸含量如下：

7.9，6.2，，6.6，8.6，8.9，10.1，9.6

试求该地单片茶叶叶酸含量平均值的 95% 置信区间。

3. 已知某地 120 名正常成人脉搏均数为 73.2（次/分），标准差为 8.1（次/分），试估计该地正常成人脉搏总体均值的 95% 的置信区间。

4. 在一批中成药片中，随机抽取 25 片检查，称得平均片重 0.5（克），标准差 0.08

（克）。如果已知药片的重量服从正态分布，试求该药片平均片重的置信度为90%置信区间。

5. 从一批消毒片中，随机抽出100片，测定其平均溶解时间为1.5（分钟），标准差为0.2（分钟），求该批消毒片溶解时间的总体均数95%的置信区间。

6. 从同一批号阿司匹林中随机抽取10片，测定其溶解50%所需时间，测定结果如下：

　　　　5.3，3.6，5.1，6.6，4.9，6.5，5.2，3.7，5.4，5.0，

设溶解时间服从正态分布，求其总体方差的90%置信区间。

7. 设某厂生产的某种药片直径X服从方差为0.8^2的正态分布。现从某日生产的药片中随机抽取9片，测得其直径分别为（单位：mm）：

　　　　14.1，14.7，14.7，14.4，14.6，14.5，14.5，14.8，14.2

试求该药片直径X的均值μ的95%置信区间。

8. 设有12例儿童的100ml血所含钙的实测数据为（单位：μg）：

54.8，72.3，53.6，64.7，43.6，58.3，63.0，49.6，66.2，52.5，61.2，69.9

已知该含钙量服从正态分布，试求该组儿童的每100ml血平均含钙量的90%置信区间。

9. 测定某种溶液的水分（%），由16次测定值计算得到样本均值$\bar{x}=0.452$，$s^2=0.037^2$。假定被测总体服从正态分布。求总体均值μ的95%的置信区间。

10. 调查某地蛲虫感染情况，随机抽样调查了270人，其中感染人数为106人。试估计该地蛲虫感染率的95%置信区间。

11. 某新药的毒理研究中，用15只小白鼠作急性毒性实验，死亡3只，估计该药急性致死率的95%置信区间。

12. 从一批针剂中随机抽取100瓶，发现有10瓶不合格。试估计这批针剂不合格率的95%的置信区间。

13. 每种产品在通常情况下次品率为6%。现在从生产的一批产品中随机地抽取50件进行检验，发现有4件次品。问是否有理由认为，这批产品的次品率高于6%？（$\alpha=0.05$）

14. 根据长期正常生产的资料可知，某药厂生产的利巴韦林药片重量服从正态分布，其方差为0.25，现从某日生产的药片中随机抽取20片，测得样本方差为0.43。试问该日生产的利巴韦林药片的重量波动与平时有无显著差异？（$\alpha=0.01$）

15. 已知某药品服从标准差$\sigma=0.8$的正态分布$N(\mu,\sigma^2)$现抽取一组容量为9的样本，其样本均值$\bar{x}=2$，试检验$H_0：\mu=3$是否成立？（$\alpha=0.01$）。

16. 某药厂用自动包装机包装的葡萄糖重量服从正态分布$N(\mu,\sigma^2)$，按规定每袋葡萄糖的标准重量为500g，由以往标准知总体方差$\sigma^2=6.5^2$，某日从生产线上随机抽取6袋，称得净重为（单位：g）：

$$498，516，507，492，502，512$$

如方差不变，问该日自动包装机包装的平均重量是否还是500g？（$\alpha = 0.05$）

17. 某种药液中的某成分含量（％）服从正态分布，现由其10个样本观测值算出 $\bar{x} = 0.452$，$s = 0.037$，试分别检验假设（1）$H_0: \mu = 0.5$；（2）$H_0: \sigma^2 = 0.04^2$ 是否成立？（$\alpha = 0.10$）

18. 为提高安眠药的效果，药厂改革工艺后，收集到一组资料：使用新安眠药后的睡眠时间为25.7，22.0，23.1，21.0，26.2，25.0，22.4。若测定值睡眠时间服从正态分布，试问在显著性水平0.05下，平均睡眠时间 μ 是否较规定的21.8小时有所提高？

19. 根据临床经验，一般认为胃溃疡病病人有20%会出现胃出血症状。某医院观察了304例65岁以上的胃溃疡病人，其中96例发生出血，占31.58%，问老年病人是否较一般病人易出血？（$\alpha = 0.05$）

20. 在比较两种药物的催眠作用，选用20名试验者，随机分成两组，每组10人，甲组服用A药，乙组服用B药，其睡眠时间延长值如下（小时），试比较两药的药效是否有显著性差异？（$\alpha = 0.05$）

甲组	1.9	1.8	1.1	0.1	0.1	4.4	5.5	1.6	4.6	3.4
乙组	0.7	−1.6	0.2	−1.2	−0.1	3.4	3.7	0.8	0.0	2.0

21. 由实验求得洋地黄对10只家鸽和10只豚鼠的致死量的均值为 $\bar{x} = 98.3$（mg/kg）和 $\bar{y} = 129.0$（mg/kg），标准差分别为 $S_x = 11.51$ 和 $S_y = 20.63$。试问洋地黄对家鸽和豚鼠的致死量有无极显著性差异？（$\alpha = 0.01$）

第六章　相关分析与回归分析

在医药生产和研究中常常要分析变量间的关系，如血药浓度与时间、年龄与血压等。相关分析与回归分析是研究变量之间关系的常用统计分析方法，其目的在于根据统计数据确定变量之间的关系形式及关联程度，并探索其内在的数量规律性。目前，相关分析与回归分析已广泛应用于工农业生产、医药研究、经济管理以及自然科学与社会科学等许多研究领域。

第一节　相关分析

变量之间的关系一般可分为确定性关系和非确定性关系两大类。确定性关系就是可以用函数来表示的变量间的关系。例如，圆周长 L 与直径 d 之间的关系即可由其函数关系式 $L = \pi d$ 给出。但更常见的变量间关系表现出某种不确定性。例如，人的血压 Y 与年龄 X 的关系，一般说来，人的年龄愈大，血压愈高，表明两者之间确实存在着某种关系，但显然不是函数关系，因为有的时候某些人的年龄增大，血压未必升高。故称这种变量之间既有关联又不存在确定性的关系为相关关系。

需要明确的一点是，相关关系不等于因果关系。

一、散点图

对于两个变量间的相关关系，可以通过散点图作初步的定性分析。假定对两个总体

X 和 Y 进行观测，得到一组数据：

$$(x_1, y_1), (x_2, y_2), \cdots, (x_n, y_n)$$

现以直角坐标系的横轴代表变量 X，纵轴代表变量 Y，以这些数据为坐标的点描绘在直角坐标系中，所得的图称为散点图。

散点图是判断相关关系的常用直观方法，当散点图中的点形成直线趋势时，表明变量 X 与 Y 之间存在一定的线性关系，则称 X 与 Y 线性相关，否则称为线性不相关。

图 6-1 给出了几种较为典型的散点图。图 a、b 中，散点图中所有的点在同一条直线上，具有完全的线性关系；图 c、d 中的点分布在某条直线两侧，呈现出一定的线性关系。而图 e、f 中的点分布散乱，无线性关系。

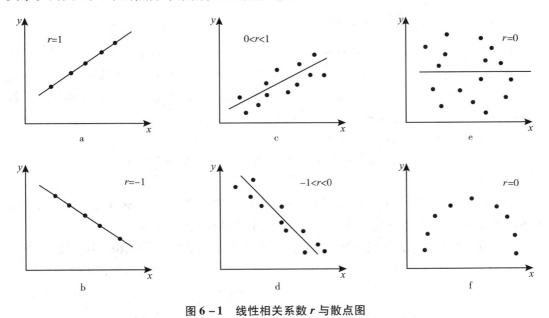

图 6-1 线性相关系数 r 与散点图

二、相关系数

在统计中，用相关系数来度量变量 X 与 Y 之间线性相关的密切程度。若相关系数是根据总体数据计算的，则称其为总体相关系数，用 ρ 来表示；若相关系数是根据样本数据计算的，则称其为样本相关系数，用 r 来表示，样本相关系数的计算公式为：

$$r = \frac{l_{xy}}{\sqrt{l_{xx}l_{yy}}}$$

其中

$$l_{xy} = \sum_{i=1}^{n}(x_i - \bar{x})(y_i - \bar{y}) = \sum_{i=1}^{n}x_i y_i - \frac{1}{n}\sum_{i=1}^{n}x_i \cdot \sum_{i=1}^{n}y_i$$

$$l_{xx} = \sum_{i=1}^{n}(x_i - \bar{x})^2 = \sum_{i=1}^{n}x_i^2 - \frac{1}{n}\left(\sum_{i=1}^{n}x_i\right)^2$$

$$l_{yy} = \sum_{i=1}^{n} (y_i - \bar{y})^2 = \sum_{i=1}^{n} y_i^2 - \frac{1}{n}\left(\sum_{i=1}^{n} y_i\right)^2$$

相关系数的取值范围为 $-1 \leqslant r \leqslant 1$。

1. $r = \pm 1$，称变量 X 与 Y 完全线性相关，此时，散点图中所有对应的点在同一条直线上。

2. $0 < |r| < 1$，表示变量 X 与 Y 间存在一定的线性相关关系。

3. $r = 0$，称 X 与 Y 线性不相关。注意，$r = 0$ 只表示变量之间无线性相关关系，而不能说明变量之间是否有非线性关系。

相关系数的绝对值越接近 1，X 与 Y 的线性相关程度越高。

三、相关系数的显著性检验

计算样本相关系数是为了说明样本来自的两个总体（随机变量 X 与 Y）之间是否具有显著的线性相关性。而样本相关系数 r 是根据样本观测值计算的，受抽样误差的影响，带有一定的随机性，且样本容量越小其可信度就越差。因此需要对两个总体的相关系数 ρ 进行显著性检验，即检验 $H_0: \rho = 0$ 是否成立。

相关系数显著性检验的具体步骤如下。

1. 建立假设 $H_0: \rho = 0$（X 与 Y 不相关），$H_1: \rho \neq 0$（X 与 Y 相关）。

2. 计算 P 值。

3. 统计判断：$P \leqslant \alpha$（α 为显著性水平），拒绝 H_0，接受 H_1，说明两个总体间的线性相关性显著；否则接受 H_0，认为两个总体间的线性相关性不显著。

例 6.1 在开发一种抗过敏新药时，要对不同剂量的药效进行试验。10 名病人各服用了该新药一个特定的剂量，药物作用消失时立即记录。试验数据列于表 6-1 中，X 是剂量，Y 是症状持续消除的日数，用 7 个不同的剂量，其中三个剂量重复给两名病人。

表 6-1　10 名病人服用新药剂量与症状持续消除的日数

病人编号	剂量 X(mg)	日数 Y(d)
1	3	9
2	3	5
3	4	12
4	5	9
5	6	14
6	6	16
7	7	22
8	8	18
9	8	24
10	9	22
合计	59	151

（1）画出剂量 X 与日数 Y 的散点图。

（2）计算 X 与 Y 的相关系数 r，并对 X 与 Y 的线性相关性进行显著性检验（$\alpha = 0.05$）。

解：（1）制作散点图

①制作工作表，C1 到输入"剂量"数据，C2 列输入"日数"数据。

②由指令"图形—散点图—简单—确定"进入"散点图 – 简单"对话框，按图 6 – 2 进行设置。

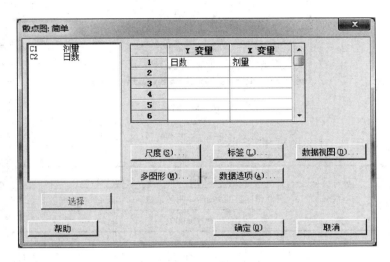

图 6 – 2　散点图—简单

③点击"确定"，得散点图（图 6 – 3）。

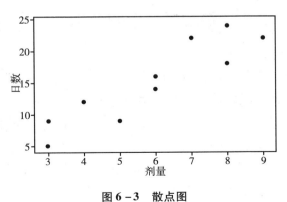

图 6 – 3　散点图

（2）相关系数及显著性检验

①由指令"统计—基本统计量—相关"，进入"相关"对话框。

②将"日数"和"剂量"选入对话框，选择"显示 P 值"，如图 6 – 4 所示。

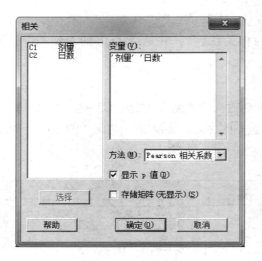

图 6 - 4　相关

③点击"确定"，在会话框里得到：

相关：剂量，日数
剂量和日数的 Pearson 相关系数 = 0.910
P 值 = 0.000

结果分析：剂量和日数的相关系数是 $r = 0.910$，由 P 值 = 0.000 < 0.05，可见日数 Y 与剂量 X 线性相关显著。

第二节　回归分析

相关分析仅仅说明变量之间是否具有关系，它们之间关系的密切程度如何，但要准确地确定这些变量间的数量关系时，相关分析就显得粗糙和不够用了。为了充分利用统计数据精确地确定变量间的函数关系式，有效地判断变量对质量指标影响的显著性，实施预测和控制，需要进行回归分析。

回归分析是研究具有相关关系的变量之间的数量关系式的统计方法，它利用变量的观测数据来确定这些变量之间的数学表达式（称为回归方程式），以定量地反映它们之间相互依存关系，同时分析所建立的回归方程式的有效性，从而进行有关预测或估计。

回归分析是考察变量之间依存关系的基本统计方法。只有一个自变量的回归分析称为一元回归分析，两个变量存在某种直线关系的回归分析称为线性回归分析。本节只讨论一元线性回归分析问题。

一、回归分析的概述

在回归分析中，一元线性回归模型是描述两个变量之间相关关系的最简单的线性回归模型，故又称为简单线性回归模型。该模型假定因变量 Y 只受一个自变量 X 的影响，它们之间存在着近似的线性函数关系，可用回归直线方程来描述。回归分析的主要内容，就是根据成对变量 $(X，Y)$ 的一组样本观测值去构建相应的回归直线方程式，来近似刻画变量之间存在的内在数量关系；同时还需要判断所建立的回归直线方程的有效性（即回归方程的显著性），并进行预测或估计。

回归直线方程又称一元线性回归方程，若以 x 表示自变量 X 的实际值，$\hat{y}$ 表示因变量 Y 的估计值，则 Y 关于 X 的一元线性回归方程为：

$$\hat{y} = a + bx$$

它也是描述 Y 与 X 关系的经验公式，其中 a、b 是待定参数，又称为 Y 关于 X 的回归系数。而 y 上方加"ˆ"是为了区别于 Y 的实测值 y，相应的值 $\hat{y}$ 称为 Y 的预测值或回归值。

注意，由成对变量 $(X，Y)$ 的样本观测值去构建回归直线方程应具备下列条件：

1. 两变量 X 与 Y 之间确实存在直线相关关系，即将两变量 X、Y 的成对样本观测值画成散点图时，图中各点的散布应形成近似直线的趋势。

2. 变量对应的样本观测值应具备一定数量。样本观测值作为构建回归直线方程的依据，如果其数量太少，受随机因素的影响较大，就不易观察现象间的变动规律性，所求出的回归直线方程也就没什么意义了。

现设 X、Y 的一组样本观察值为：

$$(x_1，y_1)，(x_2，y_2)，\cdots，(x_n，y_n)$$

如果 X 与 Y 间存在线性相关关系，则由这组样本观察值得到的散点图中的各点虽然散乱，但大体应散布在一条直线附近，该直线就是线性回归方程 $\hat{y} = a + bx$ 所表示的回归直线。

在例 6.1 中，如图 6–5 所示的直线还可以画出许多条，到底用哪条直线来表示 X 与 Y 间存在的线性相关关系，即如何确定回归方程 $\hat{y} = a + bx$ 中的系数 a、b 呢？我们自然希望所得到的直线与实际数据的偏差总的来说应该尽可能小。应用牛顿提出的最小二乘法就可以得到满足上述要求的回归直线：

$$\hat{y} = a + bx$$

其中

$$\begin{cases} b = \dfrac{l_{xy}}{l_{xx}} \\ a = \bar{y} - b\bar{x} \end{cases}$$

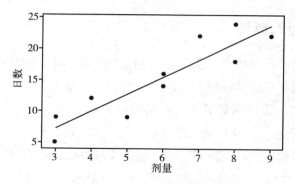

图6-5　散点图与回归直线

二、回归方程的显著性

在建立线性回归方程后，还应根据观测值检验线性回归方程是否有显著意义。通常用 F 检验法来进行回归的显著性检验。

1. 利用统计软件计算 F 统计量的 P 值。

2. 若 $P \le \alpha$，则回归方程显著，否则，回归方程不显著。

Y 与 X 之间的回归方程的显著性，与其相关系数的显著性是等价的。往往通过相关系数的显著性来判断回归方程的显著性。

三、利用回归方程进行预测

当回归方程通过显著性检验，则表明该回归方程有显著意义，就可利用该回归方程进行预测。

对于给定的 x_0，y_0 的预测值即 $x = x_0$ 处的回归值 $\hat{y}_0 = a + bx_0$。

由于因变量 Y 与 X 的关系不确定，用回归值 $\hat{y}_0$ 作为 y_0 的预测值虽然具体，但难以体现其估计的精确程度，为了刻画估计的精确程度，需要学习回归标准误。

将

$$S = \sqrt{\frac{Q}{n-2}} = \sqrt{\frac{\sum_{i=1}^{n}(y_i - \hat{y}_i)^2}{n-2}}$$

称为回归标准误差。

S 的大小反映了用预测值 $\hat{y}_0 = a + bx_0$ 去估计实际值 y_0 时产生的平均误差。S 的值越大，预测值与实际值的偏差就越大，其估计精度就越低；S 的值越小，预测值与实际值的偏差就越小，其估计精度就越高。

例 6.2　根据例 6.1 中用新药剂量与症状持续消除日数的数据，试求：

（1）建立用新药剂量 X 与症状持续消除日数 Y 的线性回归方程。

（2）用药 10mg 时，症状持续消除日数的预测值。

解：（1）制作工作表，见图 6 - 2。

由指令"统计—回归—回归—拟合回归模型"进入"回归"对话框，按图 6 - 6 进行设置。

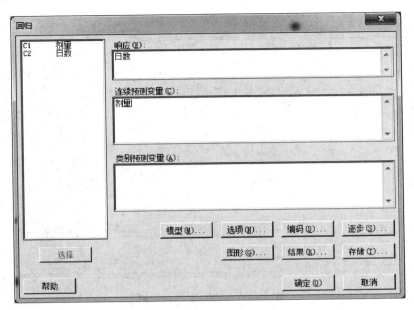

图 6 - 6　回归对话框

点击"确定"可在会话窗口得到下述结果：

回归分析：日数与剂量				
回归方程为				
日数 = - 1.07 + 2.74 剂量				
自变量	系数	系数标准误	T	P
常量	- 1.071	2.751	- 0.39	0.707
剂量	2.7408	0.4411	6.21	0.000
$S = 2.82074$		$R - Sq = 82.8\%$		$R - Sq$（调整）= 80.7%
方差分析				
来源	自由度	SS	MS	F	P
回归	1	307.25	307.25	38.62	0.000
残差误差	8	63.65	7.96		
合计	9	370.90			

结果分析：此结果由两张表组成，第一张表是参数估计表，给出回归方程为：
$$\hat{y} = -1.07 + 2.74x（日数 = -1.07 + 2.74 剂量）$$

第二张表是方差分析表，F 检验的 P 值为 $0.000 < 0.05$，说明回归方程是显著的。

（2）利用该回归方程可以根据病人使用的剂量对过敏症状持续消除的天数进行预测。执行下述命令：

由指令"统计—回归—回归—预测"进入"预测"对话框，按图 6-7 进行设置。

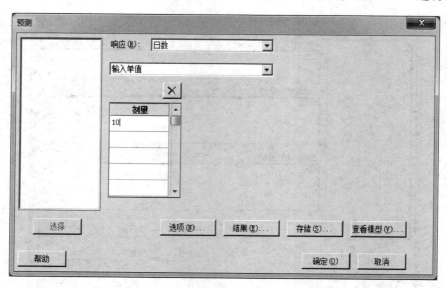

图 6-7　回归—选项对话框

点击"确定"，在会话窗口将得到下面输出内容：

日数的预测			
回归方程			
日数 = -1.07 + 2.741 剂量			
变量	设置		
剂量	10		
拟合值	拟合值标准误	95% 置信区间	95% 预测区间
26.3374	2.01639	(21.6876, 30.9872)	(18.3417, 34.3331)

结果分析：当用药 10mg 时，症状持续消除日数的预测值为 26.337，拟合值标准误差为 2.016，95% 置信区间为（21.688，30.987）。

🔗 知识链接

"回归"的起源

19 世纪，英国生物学家和统计学家 F. 高尔登（F. Galton，1822—1911）在研究子女身高与父母身高的遗传学关系时，发现子女的身高不仅受到父母身高的遗传因素影响，同时还有向同代人平均身高靠拢的趋势。他和英国统计学家 K. 皮尔逊（Karl Pear-

son）对许多家庭的父子身高、臂长等做了测量，发现儿子身高（Y，cm）与父亲身高（X，cm）之间存在一定的线性关系，也即高个子父代的子代，在成年之后的身高平均来说不是更高，而是稍矮于其父代水平；而矮个子父代的子代的平均身高不是更矮，而是稍高于其父代水平。高尔登将这种趋向于种族稳定的现象称之"回归"，并在论文《身高遗传中的平庸回归》中最早提出"回归"一词，用来描述这一趋势。

后来，高尔登的学生、著名英国统计学家 K. 皮尔逊等人对上千家庭父子的身高、臂长等做了测量，分析出儿子身高（Y）与父亲身高（X）大致可归结为以下关系式（单位：cm）：

$$Y = 0.516X + 85.67$$

进一步证实了高尔登的"回归现象"。这就是"回归"的遗传学起源。

习 题

1. 已知回归系数 $b = 8$ 及 $\bar{x} = 23$，$\bar{y} = 199$，则 Y 关于 X 的线性回归方程。

2. 某省卫生防疫站对八个城市进行肺癌死亡率（Y）调查，并对大气中苯并（α）芘浓度（X）进行监测，结果如下表所示，试计算 X 与 Y 之间的相关系数，并检验其相关性是否显著。（$\alpha = 0.05$）

城市编号	1	2	3	4	5	6	7	8
肺癌标化死亡率（1/10 万）	5.60	18.50	16.23	11.40	13.80	8.13	18.00	12.10
苯并（α）芘（μg/100m³）	0.05	1.17	1.05	0.10	0.75	0.50	0.65	1.20

3. 对狗进行服用阿司匹林片的实验，记 Y 为狗实验后的最高血药浓度，X 为阿司匹林片释放能力的指标，现有 6 批阿司匹林片，从每一批分别取样作体内外观察，得实验数据如下表所示。

X	0.50	0.94	1.00	1.24	1.30	1.45
Y	213.00	179.60	179.60	150.40	134.40	132.20

（1）试求 Y 对 X 的一元线性回归方程。

（2）进行一元线性回归方程的显著性检验（$\alpha = 0.05$）。

（3）求 $X = 1.2$ 时，Y 的预测值。

4. 某单位研究代乳粉营养价值时，用大白鼠作实验，得到大白鼠进食量（X）和体重增加量（Y）的数据如下表所示。

鼠号	1	2	3	4	5	6	7	8
进食量 X（g）	800	780	720	867	690	787	934	750
体重增量 Y（g）	185	158	130	180	134	167	186	133

试利用 Minitab 软件：

（1）制作 X 与 Y 的散点图。

（2）计算相关系数，并检验线性相关关系是否显著（$\alpha = 0.05$）。

（3）建立大白鼠进食（X）关于体重增量（Y）的线性回归方程。

（4）估计进食量为 790g 时，大白鼠的体重增量。

第七章　正交试验设计

第一节　正交试验设计概述

在药品生产过程中，提高产品产量、改进产品质量、优化工艺参数、开发新产品等都需要进行各种试验，以考察有关因素对试验结果的影响。组织试验必然有人、财、物等方面的耗费，科学合理地安排试验，尽量以较少的试验次数获得可靠的试验结果，就是试验设计要解决的问题。

试验设计是应用统计方法对试验因素作科学合理的安排，从而达到最好的试验效果。一个科学而完善的试验设计，能够合理安排各种试验因素，严格控制试验误差，并能有效地分析试验数据。

正交试验设计（orthogonal experimental design），简称正交设计，是一种多因素的优化试验设计法，它通过利用现成的正交表来选出代表性较强的少数试验条件，并合理安排试验，进而推断出最优试验条件或生产工艺。有关试验设计的一些基本概念有以下几点。

1. 试验指标　在试验中用来衡量试验结果的量。多种情况下，试验只设单个试验指标。

2. 因素　又称因子，在试验中影响试验指标的量，常用 A、B、C 等大写字母作为因素的简化表示。

3. 水平　试验中各因素的不同取值。在实际试验中，绝大多数试验设计的因素取 2 或 3 水平，一般用 1、2、3、……来表示因素的不同水平。

正交设计的特点是设计简明，计算方便，并可大幅度减少试验次数。如对有 5 个因素，每个因素有 4 个水平的问题，利用前面第五章介绍的方差分析方法进行多因素方差分析，不仅公式更加复杂，还需要对这多个因素的不同水平搭配的每个组合都要做一次试验，这种全面试验就要进行 1024（4^5）次试验，实施起来困难较大。而选用相应正交表进行正交试验设计，如果不考虑因素间的交互作用，只需做 16 次试验。显然，正交设计法能够显著提高对试验结果的分析和计算效率，故在医药等科学研究领域应用十分广泛。

一、正交表

（一）正交表的表示

正交试验设计的主要工具是正交表，它是正交试验设计法中合理安排试验，并对数据进行统计分析的一种特殊表格，下面以 $L_9(3^4)$ 为例进行说明，见表 7 – 1。

表 7 – 1　正交表 $L_9(3^4)$

试验号	列　号			
	1	2	3	4
1	1	1	1	1
2	1	2	2	2
3	1	3	3	3
4	2	1	2	3
5	2	2	3	1
6	2	3	1	2
7	3	1	3	2
8	3	2	1	3
9	3	3	2	1

符号 $L_9(3^4)$ 的含义如下：

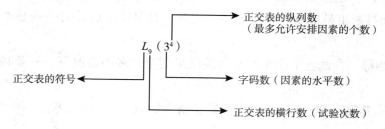

使用正交表安排试验时，简化的表示是：试验因素一般以 A、B、C 等大写字母表示，水平一般以数字表示。

（二）正交表的分类

正交表通常按其水平加以分类，2 水平的有 $L_4(2^3)$、$L_8(2^7)$、$L_{12}(2^{11})$、$L_{16}(2^{15})$ 等，3 水平的正交表有 $L_9(3^4)$、$L_{27}(3^{13})$ 等，还有如 $L_8(4^1 \times 2^4)$ 等混合水平的正交表。

（三）正交表的正交性

正交试验设计有两个显著特性，即均匀分散性和整齐可比性。

1. 均匀分散性　是指正交表的每一列中的每个数字都以相同的次数重复出现。如在 $L_9(3^4)$ 表中的每一列中数码 1、2、3 都出现 3 次。也就是说试验方案中安排在该列的试验因素的每个水平都出现了相同的次数。

2. 整齐可比性　是指正交表的任意两列横向各种数码搭配出现的次数都相同。如在 $L_9(3^4)$ 表的任意两列同行数字构成的数对都是（1，1），（1，2），（1，3），（2，1），（2，2），（2，3），（3，1），（3，2），（3，3），每个数对都出现一次，只是出现的顺序不同而已。也就是说在试验方案中任意两个因素的不同水平搭配的机会是相等的，不会导致某个水平在对应因素中更突出，从而影响对试验结果的分析。

正交表的上述特性，使得用正交表安排试验时，每个因素不同水平的试验次数相同，任意两个因素不同水平的搭配次数相同，具有"次数整齐可比、搭配均衡分布"的优点，从而能选出代表性强的少数次试验，大幅减少试验次数，并能很好地代表全面试验的效果来求得最优试验条件，并可作进一步的有关因素的分析。如考虑 4 因素 3 水平问题，全面试验需进行 $3^4 = 81$ 次试验；如果不考虑因素间的交互作用，就可选用上述 $L_9(3^4)$ 正交表进行正交试验设计，只要做 9 次试验就可以。

二、正交设计的基本步骤

利用正交表进行正交设计的基本步骤如下。

1. 根据试验目的和要求，确定试验指标，试验指标最好是定量指标。然后，凭借专业知识和实践经验，选择对指标可能有一定影响的因素及各因素比较合理的水平。

2. 根据已确定的因素数和水平数，选用适当正交表，进行正交表的表头设计。首先根据水平的个数选择适当的正交表，例如选定的因素全是三水平，可以选择 $L_9(3^4)$，$L_{18}(3^7)$，$L_{27}(3^{13})$ 等表。再根据试验要求决定试验次数，要求精度高时，可选试验次数多的正交表；所选的表的列数要略多于因素个数。对选好的正交表把各个因素分别加在正交表表头的适当列上，这个过程称为表头设计。如果不考虑交互作用，可分别把各因素安排在表头的相应列上，其下面的数码对应的就是该列因素所取的试验水平。正交表中不安排因素的列称为空白列，如果用方差分析方法做结果分析，至少要有一列空白列以估计误差，所以在表头设计时，一般至少都要留一列作为空白列。

3. 按正交表的安排方案进行试验，并记录试验结果。正交表中的数码为因素所取水平，由此分别进行表中各号试验，并记录下每号试验的结果。需要注意的是试验次序应该随机选择而不必按试验号顺序进行。

4. 试验结果分析。对试验数据资料进行科学地分析，得出合理的结论。对正交试验结果进行统计分析，常用的分析方法有直观分析法和方差分析法等，这里只介绍直观分析法。

第二节　正交试验的直观分析

下面通过实例介绍如何用直观分析法进行正交试验设计和分析。

例 7.1　某药厂为提高某药物收率，对该药物的反应工艺进行改革。根据经验选择了 3 个相关因素：反应温度（A）、反应时间（B）和投料比（C），每个因素取 3 个水平，分别用 A_1、A_2、A_3，B_1、B_2、B_3，C_1、C_2、C_3 表示，如表 7-2 所示，试通过试验来确定各因素对该药物收率影响的主次，并求出各因素不同水平的最优组合（不考虑交互作用），即最优试验条件。

表 7-2　试验设计表

水平	因素		
	A 反应温度（℃）	B 反应时间（h）	C 投料比（mol/mol）
1	100	6	1：1.2
2	110	8	1：1.6
3	120	10	1：2.0

一、表头设计

由于例 7.1 考察 3 个因素，每个因素都是 3 个水平，故选用能够安排 3 个因素且试验次数较少的正交表 $L_9(3^4)$。在 $L_9(3^4)$ 正交表中，3 个因素可安排在该表 4 列中的任意 3 列上。现将反应温度、反应时间、投料比分别安排在表中的前三列上。表中每列中的数字代表对应因素的水平，每一行就是一次试验的试验条件。例如，表 7-3 第二行中的 2 表示试验在 A_1（反应温度 100℃），B_2（反应时间 8 小时），C_2（投料比 1：1.6）的条件下进行。如此可根据表 7-3 给定的方案来安排试验。为防止系统误差，应随机排序来完成这些试验，并将试验结果的数据记录在正交表的右边一列上（表 7-3）。为求最优试验条件，必须对试验结果进行统计分析。

表 7 – 3　用 $L_9(3^4)$ 正交表安排试验

列号		1	2	3	4	试验结果
因素		A（温度）	B（时间）	C（投料比）		收率 y_i
试验号	1	1（100℃）	1（6h）	1（1:1.2）	1	40.9
	2	1	2（8h）	2（1:1.6）	2	58.2
	3	1	3（10h）	3（1:2.0）	3	71.6
	4	2（110℃）	1	2	3	40.0
	5	2	2	3	1	73.7
	6	2	3	1	2	39.0
	7	3（120℃）	1	3	2	62.1
	8	3	2	1	3	43.2
	9	3	3	2	1	57.0

二、直观分析法的步骤

（一）寻找最优的试验条件

对表 7 – 3 中的每个因素列中同一水平所对应的试验结果（收率 y_i）分别求其平均值 $\overline{K}_i$（$i = 1$，2，3）。

如对因素 A 的 3 个水平 A_1，A_2，A_3，分别求其平均收率。

因素 A 中"1"对应的三个试验都采用 A 的一水平进行试验，而因素 B、C 的三个水平各参加了一次试验。这三个试验结果的平均值为：

$$\overline{K}_1 = (y_1 + y_2 + y_3)/3 = (40.9 + 58.2 + 71.6)/3 = 56.9$$

因素 A 中"2"对应的三个试验都采用 A 的二水平进行试验，而因素 B、C 的三个水平各参加了一次试验。这三个试验结果的平均值为：

$$\overline{K}_2 = (y_4 + y_5 + y_6)/3 = (40.0 + 73.7 + 39.0)/3 = 50.9$$

因素 A 中"3"对应的三个试验都采用 A 的三水平进行试验，而因素 B、C 的三个水平各参加了一次试验。这三个试验结果的平均值为：

$$\overline{K}_3 = (y_7 + y_8 + y_9)/3 = (62.1 + 43.2 + 57.0)/3 = 54.1$$

由以上可知，$\overline{K}_i$（$i = 1,2,3$）之间的差异反映了因素 A 的三个水平间的差异，因为这三组试验条件除了因素 A 的水平有差异外，因素 B 与 C 的条件是相同的，所以可以通过比较这三个平均值的大小看出因素 A 的水平的好坏，从这三个数据可知因素 A 的一水平最好，因为其指标均值最大。这种比较方法称为"综合比较"。

同理可以计算因素 B、C 各水平的平均收率，结果见表 7 – 4。

表 7 – 4   直观分析法计算表

列号		1	2	3	4	试验结果
因素		A	B	C		收 率 y_i
试验号	1	1	1	1	1	40.9
	2	1	2	2	2	58.2
	3	1	3	3	3	71.6
	4	2	1	2	3	40.0
	5	2	2	3	1	73.7
	6	2	3	1	2	39.0
	7	3	1	3	2	62.1
	8	3	2	1	3	43.2
	9	3	3	2	1	57.0
$\overline{K}_1$		56.9	47.7	41.0		
$\overline{K}_2$		50.9	58.4	51.7		
$\overline{K}_3$		54.1	55.9	69.1		
R		6.0	10.7	28.1		
最优条件		A1	B2	C3		

综上分析可知，使指标达到最大的条件是 $A_1B_2C_3$，即当反应温度 100℃、反应时间 8 小时、投料比 1：2.0 时，收率最好。但是，最优条件不在所做的 9 次试验中，要想知道最优条件下收率是多少，可以进行 $A_1B_2C_3$ 条件下的试验，以便获得指标结果。

（二）各因素对指标影响程度大小的分析

可从各个因素的"极差"来看因素对指标的影响程度的大小，因素列中各水平的试验结果平均值 $\overline{K}_i$ 的最大值与最小值之差称为该因素的极差，用 R 表示。则因素 A、B、C 的极差分别是：

$$R_1 = 56.9 - 50.9 = 6.0$$
$$R_2 = 58.4 - 47.7 = 10.7$$
$$R_3 = 69.1 - 41.0 = 28.1$$

由于正交表的均衡搭配特性，各个因素列的平均收率的差异可认为是由该因素列的不同水平所引起，而该列极差的大小表明该因素对试验结果影响的大小，故各因素极差的大小也就决定了试验中各因素的主次。在本例中，由表 7 – 4 的极差 R 值可知，C 因素（$R = 28.1$）为主要因素，B 因素（$R = 10.7$）次之，A 因素（$R = 6.0$）是次要因素，即各因素的主次顺序为：

$$C \to B \to A \quad （主 \to 次）$$

（三）各因素不同水平的指标均值图

为了更好地考察各因素与试验指标间的关系，可以将因素作为横坐标，试验指标作为纵坐标，绘制反映各因素与试验指标间关系的折线图，如图 7-1 所示，由此就可直观分析各因素对试验指标影响的次序和各个因素的最优水平，并为制定进一步试验的方案指明了方向。

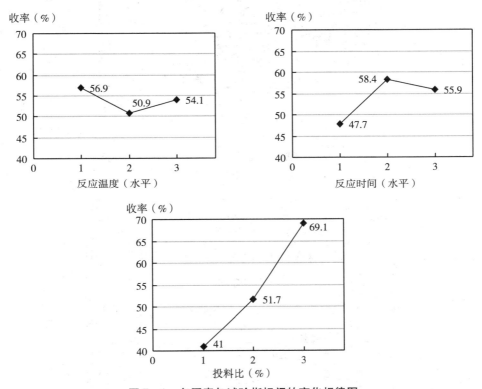

图 7-1　各因素与试验指标间的变化规律图

第三节　用 Minitab 进行正交试验分析

前面介绍的直观分析法（极差分析法），具有简单直观、计算量小的优点，故较为常用。下面介绍利用 Minitab 对例 7.1 进行正交试验分析。执行指令如下：

1. 由指令"统计—DOE—田口"进入"创建田口设计"对话框，设计类型选择"3水平设计"，因子数设为 3，如图 7-2 所示。

2. 点击"显示可用设计"进入"田口设计—可用设计"对话框，选中"2-4"，如图 7-3 所示，点击"确定。

3. 点击"设计"，进入"田口设计—设计"对话框，选择 $L9$ 行，如图 7-4 所示，点击"确定"。

4. 点击"因子"进入"田口设计—因子"对话框，按图7-5进行设置后，点击"确定"，回到"田口设计"对话框，点击"确定"，则在工作表中可显示9个试验的试验条件，如图7-6所示。

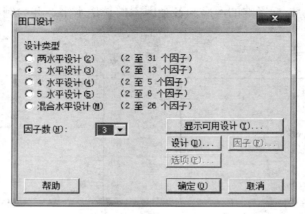

图7-2　田口设计对话框

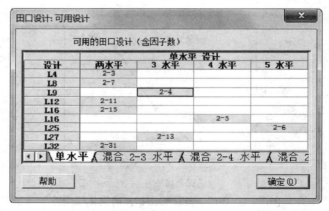

图7-3　田口设计：可用设计对话框

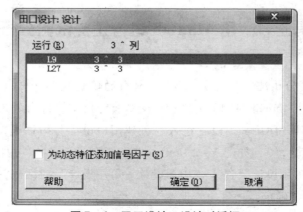

图7-4　田口设计：设计对话框

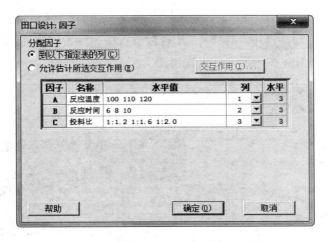

图 7-5　田口设计：因子对话框

↓	C1	C2	C3-T
	反应温度	反应时间	投料比
1	100	6	1:1.2
2	100	8	1:1.6
3	100	10	1:2.0
4	110	6	1:1.6
5	110	8	1:2.0
6	110	10	1:1.2
7	120	6	1:2.0
8	120	8	1:1.2
9	120	10	1:1.6

图 7-6　工作表：试验条件

5. 根据工作表提供的试验条件进行 9 次试验，并将试验结果填入工作表中的 C4 列，并命名为"收率"，如图 7-7 所示。

↓	C1	C2	C3-T	C4
	反应温度	反应时间	投料比	收率
1	100	6	1:1.2	40.9
2	100	8	1:1.6	58.2
3	100	10	1:2.0	71.6
4	110	6	1:1.6	40.0
5	110	8	1:2.0	73.7
6	110	10	1:1.2	39.0
7	120	6	1:2.0	62.1
8	120	8	1:1.2	43.2
9	120	10	1:1.6	57.0

图 7-7　工作表：试验结果

6. 由指令"统计—DOE—田口"进入"分析田口设计"对话框，如图 7 - 8 所示；在"分析田口设计"对话框中，按图 7 - 9 进行设置后，点击"确定"。在会话窗口得到如图 7 - 10 所示结果，并在图形文件夹输出图 7 - 11。

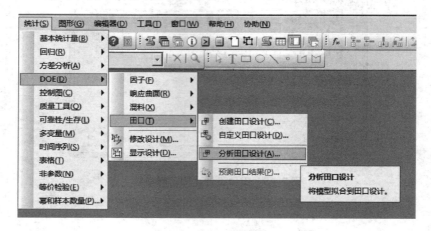

图 7 - 8　打开田口设计执行的命令

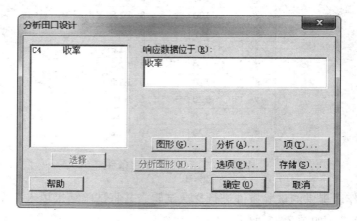

图 7 - 9　分析田口设计对话框

田口分析：收率（%）与 反应温度（℃），反应时间（h），投料比			
均值响应表			
水平	反应温度（℃）	反应时间（h）	投料比
1	56.90	47.67	41.03
2	50.90	58.37	51.73
3	54.10	55.87	69.13
Delta	6.00	10.70	28.10
排秩	3	2	1

图 7 - 10　田口分析结果

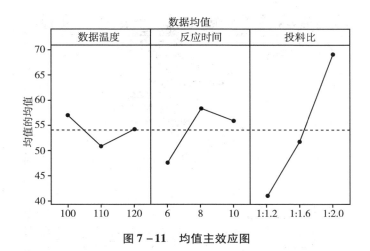

图 7-11 均值主效应图

7. 通过分析图 7-10 和 7-11 可以看出，反应温度为 100℃，反应时间为 8 小时，投料比为 1：2.0 时，各因素对应收率最高，故最优试验条件为 $A_1B_2C_3$；由各因素排序可以看出，因素的主次顺序为 C→B→A （主→次）。

8. 为了比较最优试验条件 $A_1B_2C_3$ 的收率，可以由指令"统计—DOE—田口"，进入"预测田口结果"对话框，按图 7-12 进行设置，点击"水平"，出现"预测田口结果：水平"对话框，按图 7-13 进行设置。

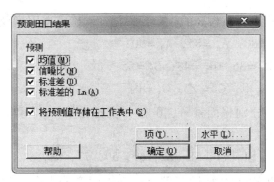

图 7-12 预测田口结果对话框

各窗口点击"确定，在会话窗口得如下的结果。

均值		
76.4667		
预测的因子水平		
反应温度（℃）	反应时间（h）	投料比
100	8	1：2.0

从上述结果可以看出，按照最佳试验条件进行试验，预测收率为 76.4667％，明显高于前 9 次试验的收率。

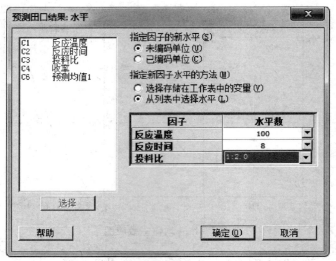

图 7 - 13　预测田口结果：水平对话框

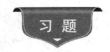

1. 某药厂为了提高一种原料药的收率，根据经验确定考因素及水平如下。

温度 A（℃）：$A_1 = 80$，$A_2 = 85$，$A_3 = 90$

加碱量 B（kg）：$B_1 = 35$，$B_2 = 48$，$B_3 = 55$

催化剂种类 C：$C_1 = 甲$，$C_2 = 乙$，$C_3 = 丙$

现选用 $L_9(3^4)$ 正交表，分别将因素 A、B 和 C 安排在第 1，2 和 3 列上，9 次试验收率（%）分别为：

$$51，71，58，82，69，59，77，85，84$$

试用直观分析法和 Minitab 软件两种方法确定因素的主次，并求出因素水平的最优组合。

2. 为了寻找微型胶囊得率最高的工艺条件，决定考察下列因素和水平。

胶浓度 A（%）：$A_1 = 5.5$，$A_2 = 3.0$

包料与被包物之比 B：$B_1 = 4 : 1$，$B_2 = 2 : 1$

加胶方式 C：$C_1 = 二次加胶$，$C_2 = 一次加胶$

现选用 $L_8(2^7)$ 正交表，将因素 A、B 和 C 安置在第 1，2，4 列上，8 次试验得率（%）为：

$$73.3，75.3，80.5，79.4，67.4，70.0，79.4，77.7$$

试用直观分析法和 Minitab 软件两种方法确定因素的主次和最优试验方案。

第八章 实 训

实训一 统计技术在企业内控标准制订和工艺稳定性及能力考察中的应用

一、用控制图制订企业内控标准

不论原辅料还是中间体及产品的质量的企业内控标准,从所使用的原辅料质量特性的检测数据、中间体质量特性的检测数据、生产的产品质量特性的检测数据,取连续 25 个,弃去异常点,作控制图,计算平均值,标准差 S 与控制线 UCL、CL、LCL 的值,即可确定此标准质量特性值的范围为 $\overline{X} \pm 3S$。

例 8.1 颗粒剂产品装量规格标准为 5.0g/袋 ±7%,为分析其工序稳定情况,随机取样某月生产的 25 批,产品质量测试数据如下所示,试作控制图分析,并计算企业的内控标准。

序号	装量	序号	装量	序号	装量	序号	装量	序号	装量
1	4.95	6	4.80	11	5.10	16	5.05	21	5.05
2	4.80	7	4.85	12	4.95	17	5.05	22	4.90
3	5.05	8	4.95	13	4.90	18	4.95	23	4.85
4	5.15	9	4.90	14	5.05	19	4.95	24	5.05
5	4.85	10	5.05	15	5.15	20	5.00	25	5.05

二、用工序能力指数(C_p 值)分析过程能力

例 8.2 计算例 8.1 中颗粒剂装量的过程能力指数,并分析该工艺能力。

实训二 统计技术在确认与验证中的应用

2010 版 GMP 中要求,符合下列情况之一的,应对检验方法进行验证。

（1）采用新的检验方法。

（2）检验方法需变更的。

（3）采用《中华人民共和国药典》及其他法定标准未收载消息的检验方法。

（4）法规规定的其他需要验证的检验方法。

（5）对不需要进行验证的检验方法，企业应对检验方法进行确认，以确保检验数据准确、可靠。

一、t 检验用于新方法可用性

例8.3 用含氮量为 10.0% 的标准物来检验氮分析新方法可用性，用新方法测定 4 次，所得到的平均值为 9.8%，标准差是 0.2%。请问新方法是否可用？（$\alpha = 0.05$）

二、t 检验确认设备工作状态

工艺验证过程中所涉及的工艺参数，共有三种类型，第一种为与某数值相等，如口服制剂的重量（装量）；第二种为大于或者小于某数值，如含量；第三种为在两数值之间，如酸碱度。

例8.4 要对某片剂产品的压片工序进行验证，要求该产品片重为 100mg，重量差异为 ±7.5%。现随机抽取 25 片，测得片重数据如下所示，判断该产品压片工序是否正常？（$\alpha = 0.05$）

100.21	99.36	101.01	100.10	98.32
99.03	100.11	100.25	99.23	100.86
99.36	98.32	98.33	100.08	99.68
100.54	98.66	100.08	100.20	99.04
99.21	99.98	100.78	100.46	100.21

例8.5 验证在某工艺条件下对某原料药含量的控制情况，含量要求不得低于 85.0%。随机抽取 25 批进行含量检验，数据如下所示。问该原料药含量是否符合标准要求？（$\alpha = 0.05$）

86.9	87.1	85.7	87.1	88.1
87.3	86.5	86.4	86.5	87.2
86.2	87.7	87.1	87.8	86.9
86.5	86.9	87.3	86.9	86.7
87.4	87.2	86.6	85.9	87.0

例8.6 验证在某工艺条件下对原料药中间体 PH 的控制情况，要求控制 3.2 ~ 5.1

之间，取 25 批进行检验，数据如下所示。问该原料药中间体 PH 是否符合标准？（$\alpha = 0.05$）

4.2	4.0	3.8	4.1	3.8
4.2	4.4	4.5	4.6	4.5
3.6	3.6	4.0	3.8	3.9
3.9	4.0	4.3	3.7	4.2
3.6	4.1	4.0	3.9	4.6

三、假设检验确认二种方法的替代性

例 8.7 用新方法与经典方法对比，测定一样品的某特性，得测定数，问新方法能否替代经典方法。（$\alpha = 0.05$）

经典法	18.89	19.20	19.00	19.70	19.40	—
新方法	20.10	20.50	18.65	19.25	19.40	19.99

四、假设检验确认二种方法的同等应用

假设检验的联用：在两个总体均服从正态分布前提下，先用 F 检验，看两个正态总体方差是否齐性，在方差无显著性差异时，最后用 t 检验对两个总体均值进行比较，此法联用可广泛用于工艺改变前后产品质量的变化，验证两个检验方法对同一产品检验的特性值是否有差异等。

例 8.8 ×××抗生素含量检验中用旋光法替代电位法的确认（假设样本数据服从正态分布）。（$\alpha = 0.05$）

序号	1	2	3	4	5	6	7	8	9
旋光法	99.91	99.50	99.55	100	99.37	99.95	99.91	99.68	99.64
电位法	99.87	99.69	99.75	99.62	99.58	99.76	99.64	99.70	99.88
序号	11	12	13	14	15	16	17	18	19
旋光法	99.60	99.60	99.60	99.69	99.75	100.15	99.75	99.75	100.10
电位法	99.70	99.52	99.64	99.94	100.00	99.87	99.94	99.94	99.94

五、用区间估计确定模具是否合格

例 8.9 丁基胶塞冠部直径标准为 19.5 ± 0.2mm，下表为丁基胶塞首模质量的验收数据，问模具是否合格？

19. 44	19. 48	19. 46	19. 46	19. 50	19. 44	19. 42	19. 48	19. 48	19. 48
19. 46	19. 42	19. 48	19. 46	19. 50	19. 48	19. 48	19. 46	19. 44	19. 46
19. 44	19. 48	19. 46	19. 52	19. 52	19. 48	19. 52	19. 52	19. 46	19. 42
19. 44	19. 50	19. 48	19. 52	19. 54	19. 48	19. 52	19. 48	19. 50	19. 42
19. 44	19. 48	19. 48	19. 54	19. 52	19. 50	19. 50	19. 46	19. 52	19. 50
19. 50	19. 44	19. 46	19. 50	19. 52	19. 48	19. 52	19. 50	19. 46	19. 46
19. 44	19. 52	19. 52	19. 48	19. 54	19. 54	19. 46	19. 50	19. 48	19. 50
19. 48	19. 48	19. 52	19. 46	19. 48	19. 52	19. 48	19. 48	19. 48	19. 50
19. 52	19. 44	19. 46	19. 46	19. 50	19. 54	19. 42	19. 44	19. 50	19. 54
19. 48	19. 44	19. 52	19. 44	19. 50	19. 48	19. 48	19. 46	19. 50	19. 42

实训三 统计技术在生产控制中的应用

一、计算警戒限和行动限

新版 GMP 提出的限度限如下：

1. 纠偏限 系统关键参数超出可接受标准，需要进行调查并采取纠正措施的限度标准（如洁净区微生物和微粒监测超标）。

2. 警戒限 系统的关键参数超出正常范围，但未达到纠偏限度，需要引起警觉，可能需要采取纠正措施的限度标准（如洁净区微生物和微粒监测；培养基罐装试验）。

在企业质量控制中的警戒限和纠偏限，如对工艺用水与洁净区的环境在控制中根据正常工序情况，制定出可行的指标，如果数据服从正态分布，一般课选取警戒限 $\overline{X} \pm 2S$，超出此界限意味着发出了报警；纠偏限 $\overline{X} \pm 3S$，超出此界限时，质量管理上要立即采取行动。

例8.10 以下是一组颗粒含量的数据统计，试计算颗粒含量的警戒限和纠偏限。

1	49. 7	7	48. 4	13	48. 6	19	48. 7	25	47. 2
2	48. 3	8	47. 6	14	48. 2	20	48	26	48. 8
3	48. 5	9	48. 2	15	49. 5	21	48. 5	27	47. 8
4	48. 6	10	48. 2	16	49	22	47. 7	28	48. 7
5	48. 5	11	48. 4	17	49. 2	23	48. 4	29	47. 4
6	48. 3	12	48. 1	18	48. 2	24	48. 8	30	48. 6

二、假设检验制定样品储存期限

例 8.11 纯水样品，需要制定在 2 ~ 8 度温度条件下的储存期限。现对 TOC 进行考察，在 10 个采样点分别采样，然后在 T_0（立即测试）和 T_{48}（48 小时）进行测试，得到如下结果。通过假设检验，考察该样品在 2 ~ 8 度条件下的储存期限。

时间	点 1	点 2	点 3	点 4	点 5	点 6	点 7	点 8	点 9	点 10
T_0	54	53	52	52	54	53	54	52	53	53
T_{48}	56	57	58	57	55	54	56	53	57	56

三、用控制图监控工艺关键控制点

例 8.12 某制药企业生产某种产品，为了控制产品中主要成分含量而设置质量控制点。若对主要成分含量的要求为：$12.8 \pm 0.7\%$，过程质量要求为不合格品率不超过 5%，试制作单值移动极差控制图，并对过程能力进行分析，该工艺能否满足不合格品率不超过 5% 的要求？

序号	1	2	3	4	5	6	7	8	9	10	11	12	13
含量	12.1	12.1	12.4	13.3	13.3	12.4	13.0	13.5	12.5	12.8	13.1	12.8	13.4
序号	14	15	16	17	18	19	20	21	22	23	24	25	
含量	13.0	12.5	12.2	13.0	12.8	12.5	12.6	12.4	12.8	12.7	12.6	13.0	

实训四 统计技术在质量控制中的应用

一、t 统计量估计特性值置信区间

例 8.13 试样测 Cl^- 的含量为：47.64%，47.96%，47.52%，47.55%，求 Cl^- 含量平均值的置信区间。（$\alpha = 0.05$）

二、线性回归确立标准比色液的工作曲线

例 8.14 测定铂钴标准色度溶液的吸光度，用波长 420nm，10cm 比色皿，得以下数值，试运用回归分析法求铂钴标准色度溶液标准工作曲线（回归方程与回归直线）。

铂钴色度（Hazen）	吸光度（A）	铂钴色度（Hazen）	吸光度（A）	铂钴色度（Hazen）	吸光度（A）
5	0.022	30	0.097	100	0.301
10	0.035	35	0.114	150	0.452
15	0.046	40	0.127	250	0.738
20	0.065	50	0.152	300	0.901
25	0.084	60	0.196	400	1.180

三、用 Z 检验确定产品的特性值是否正常

例 8.15 检验某产品的含氯量，根据经验已知含氯量服从正态分布 $N(60.2, 0.12^2)$，现抽查新产品六次，数据如下：60.04，60.63，60.67，60.66，60.70，60.71。试问这批产品含氯量是否有变化？（ $\alpha = 0.05$ ）

四、用 χ^2 检验和 t 检验检查物料改换的可行性

例 8.16 车间生产某种药品的某成分的含量平均值为 52.8%，标准差为 1.6%，为降成本，改换了原材料，生产后抽取 9 批样品，测得该成分的含量如下：51.9，53.0，52.7，54.1，53.2，52.3，52.5，51.1，54.7，问原材料能否改换？（ $\alpha = 0.05$ ）

五、线性回归分析药品含量的变化趋势

例 8.17 某药品在温度 (25 ± 2)℃，相对湿度 (60 ± 5)% 条件下进行长期实验，得各时间的含量如下表，以时间为自变量 X，含量为因变量 Y 进行回归分析。如果含量低于 90%，产品就失效。试求含量关于时间的回归方程。

时间（月）	0	3	6	9	12	18
含量（%）	99.3	97.6	97.3	98.4	96.0	94.0

实训五　统计技术在偏差管理中的应用

2010 版 GMP 中关于偏差评估的规定如下。

第二百四十九条　任何偏差都应当评估其对产品质量的潜在影响。企业可以根据偏差的性质、范围、对产品质量潜在影响的程度将偏差分类（如重大、次要偏差），对重大偏差的评估还应当考虑是否需要对产品进行额外的检验以及对产品有效期的影响，必要时，应当对涉及重大偏差的产品进行稳定性考察。

第二百五十二条　企业应当建立纠正措施和预防措施系统，对投诉、召回、偏差、自检或外部检查结果、工艺性能和质量监测趋势等进行调查并采取纠正和预防措施。调查的深度和形式应当与风险的级别相适应。纠正措施和预防措施系统应当能够增进对产品和工艺的理解，改进产品和工艺。

一、用因果图分析产生偏差的原因

例8.18　某抗生素企业发现苄星青霉素水分控制能力低，通过 QC 小组分析有可能以下原因：人（责任心不强、操作不熟练），机（真空偏低、真空系统不畅通），料（洗涤乙酯水分高），法（干燥温度控制不准确、干燥时间控制不准确），环（洁净室湿度超标），测（检测样品不具有代表性、检测有偏差）。试制作苄星青霉素水分控制能力低的因果图。

二、用排列图分析偏差的主要因素

产　　　品	A 产品	B 产品	C 产品	D 产品	E 产品
反馈批数	73	15	6	5	2
累计批数	73	88	94	99	101
比率（%）	72.3	14.8	6.0	4.9	2.0
批数累积百分比率（%）	72.3	87.1	93.1	98.0	100.0

例8.19　对××公司××年用户投诉统计表如下，制作相关排列图。

（1）下表为 A 产品投诉原因统计表，制作并分析用户对 A 产品投诉原因的排列图。

特　　　性	澄明度	吸潮	过敏	包装	松盖	其他
批数	23	21	10	6	5	8
累计批数	23	44	54	60	65	73
比率（%）	31.5	28.8	13.7	8.2	6.8	11.0
批数累积百分比率（%）	31.5	60.3	74.0	82.2	89.0	100.0

（2）下表为 A 产品吸潮投诉地区统计表，试制并分析作 A 产品吸潮的投诉地区排列图。

地　　　区	湖北	河北	四川	湖南	海南	其他省
反馈批数	6	5	3	2	2	3
累计批数	6	11	14	16	18	21
比率（%）	28.6	23.8	14.3	9.5	9.5	14.3
批数累积百分比率（%）	28.6	52.4	66.7	76.2	85.7	100.0

例 8.20 （1）××公司生产 A 线承担了玻璃瓶生产的主要任务，主要生产 250ml、500ml 产品，产量占公司总产量的 40%，成品率要求达到 99%。2009 年 1~4 月成品率呈下降趋势，平均成品率仅为 96.37%。2009 年 4 月 A 线生产成品 5892420 瓶，其中不合格品 239275 瓶。为查找成品率下降的原因，对 4 月生产的不合格项目进行了综合分析调查，发现：灌装损失 99523 瓶、灯检不良品 91477 瓶、轧盖损失 44020 瓶、灭菌损失瓶 3230、包装损失 1025 瓶。试制作排列图，并分析造成成品率下降的主要原因。

（2）公司又对灌装损失的 99523 瓶再次进行分层统计调查，查找导致灌装损失的主要原因，发现：灌装机漏液 49719 瓶、玻瓶对位不准 29910 瓶、玻瓶破损 11346 瓶、其他损失 8560 瓶。试制作排列图，并分析灌装损失的主要原因。

三、用正交试验确定工艺参数

例 8.21 某制药企业为降低苄星青霉素水分含量，进行试验设计，制定了水平因素分析表 8-1，并通过正交试验设计进行试验。

表 8-1 降低苄星青霉素水分含量试验水平因素分析表

水平	因 素	
	A（干燥温度℃）	B（干燥时间 h）
1	70	6
2	72	6.5
3	74	7.0

试验结果如表 8-2 所示，试运用正交试验的直观分析进行分析，找出最佳工艺参数。

表 8-2 降低苄星青霉素水分含量试验结果

试验号	因 素		试验结果
	A（干燥温度℃）	B（干燥时间 h）	水分（%）
1	1	1	7.9
2	2	1	7.6
3	3	1	7.8
4	1	2	7.8
5	2	2	7.5
6	3	2	7.7
7	1	3	7.4
8	2	3	7.2
9	3	3	6.6

例 8.22 某制药企业试验某大容量注射剂澄明度工艺设计参数，根据经验选择了影响澄明度的 3 个因素：pH、投料温度（℃）和活性炭加量（%），每个因素分别取 3 个水平，如表 8-3 所示。

表 8 – 3　某大容量注射剂澄明度工艺设计参数试验水平因素分析表

水平	因　素		
	pH 值（A）	投料温度℃（B）	活性炭加量%（C）
1	3.5	75	0.005
2	4.5	80	0.007
3	5.5	85	0.01

根据 $L_9(3^4)$ 正交表安排试验，试验结果如表 8 – 4 所示。

表 8 – 4　澄明度工艺设计参数试验结果

列号	1	2	3	4	试验结果
因素	pH（A）	投料温度℃（B）	活性炭加量%（C）		澄明度 y_i
1	1（3.5）	1（75）	1（0.005）	1	88.2
2	1	2（80）	2（0.007）	2	91.8
3	1	3（85）	3（0.01）	3	88.4
4	2（4.5）	1	2	3	89.4
5	2	2	3	1	95.1
6	2	3	1	2	90.2
7	3（5.5）	1	3	2	88.6
8	3	2	1	3	90.9
9	3	3	2	1	91.5

（表格左侧纵向标注：试验号）

求：（1）该注射剂澄明度最好的工艺设计参数；（2）确定各因素对该注射剂澄明度影响的主次。

实训六　统计技术在供应商审核中的应用

一、用区间判定设备使用质量

例 8.23　某企业 20B2 模板 A 区抽检数据如下表所示，其中的 T_U 与 T_L 分别为规格上限和规格下限。请计算每个技术参数的 $\overline{X} \pm 3S$，与规格范围 $T_L \sim T_U$ 比较，判断设备使用是否正常。

冠部直径 T：19.5 ± 0.2	塞径直径 T：13 ± 0.1	总高 T：8.7 ± 0.3	冠部厚度 T：3 ± 0.25
19.50	12.96	8.75	3.03
19.46	12.94	8.75	3.12
19.48	12.94	8.70	3.07
19.48	12.94	8.66	2.93

冠部直径 T：19.5 ± 0.2	塞径直径 T：13 ± 0.1	总高 T：8.7 ± 0.3	冠部厚度 T：3 ± 0.25
19.49	12.93	8.70	3.02
19.49	12.92	8.74	3.00
19.50	12.94	8.76	3.04
19.47	12.93	8.74	3.06
19.51	12.93	8.70	3.03
19.50	12.96	8.66	2.97
19.46	12.92	8.67	2.94
19.49	12.94	8.66	2.96
$T_L \sim T_U$：$19.3 \sim 19.7$	$T_L \sim T_U$：$12.9 \sim 13.1$	$T_L \sim T_U$：$8.4 \sim 9.0$	$T_L \sim T_U$：$2.75 \sim 3.25$

二、通过过程能力指数分析供应商产品的稳定性

例 8.24 某制药企业生产用的工业盐酸由 A、B、C 三家企业供应，收集 2007—2008 年盐酸含量数据，其中标准规定盐酸含量 $\geqslant 31.0\%$，$\overline{X}$ 为盐酸含量平均值，S 为含量标准偏差。试通过计算过程能力指数，分析三家供货单位盐酸生产的稳定性。

供方名称	批数	$\overline{X}$	S
A 厂	12	33.946	0.738
B 厂	34	31.912	0.583
C 厂	43	32.268	0.765

实训七　统计技术综合实训（统计技术在抗生素生产中的应用）

一、运用线性回归分析变量间关系

例 8.25 抗生素 P 在开发试验中，DBED 溶液流加速度对结晶粒度影响较大，为寻找抗生素 P 的工艺控制条件，请用线性回归进行定量分析结晶粒度与流加速度之间的关系。

流加速度 X（L/min）	5	6	7	8	9
结晶粒度 Y（μm）	80.728	80.039	83.311	70.021	63.523
流加速度 X（L/min）	10	11	12	13	14
结晶粒度 Y（μm）	59.583	20.812	15.026	9.023	9.018

二、用正交试验设计确定最佳工艺条件

例8.26 在抗生素 P 的试生产中，为找到影响产品收率的主要因素，从而为大生产确定最佳操作条件，对结晶工序的关键控制点进行了正交试验，确定了 DBED 溶液预加量（L）、结晶温度（℃）、结晶搅拌速度（r/min）这三因素，确定了各自的 3 个水平，如表 8 - 5 所示。

表 8 - 5 影响产品收率的水平因素分析表

水平	因 素		
	A（DBED 预加量 L）	B（结晶温度 ℃）	C（结晶搅拌速度 r/min）
1	4.0	5	100
2	4.5	15	150
3	5.0	25	200

选用 3 因素 3 水平所用的正交表 $L9（3^4）$，安排试验，并得产品收率数据如表 8 - 6 所示。

表 8 - 6

试验号	1	2	3	4	5	6	7	8	9
收率（%）	72.3	82.3	78.2	82.5	81.8	79.8	74.6	73.8	81.6

试用直观分析法进行分析，确定抗生素 P 生产的最佳工艺条件。

三、运用过程能力指数考察供应商的产品质量保证能力

例8.27 某公司抗生素 P 生产所用的药用中间体 ××× 分别由 A、B 两家企业供应。为考察两家公司该产品的质量保证能力，随机抽取两个公司任意一个月的产品质量主要特性值含量的检验数据，其中该含量的规格下限为 1440，规格上限为 1680。请计算过程能力指数 C_{pk}，并分析两家企业的产品质量保证能力。

供方名称	N	$\bar{X}$	S	C_{pk}
A 公司	17	1601	5.29	？
B 公司	15	1599	5.66	？

四、假设检验作产品均一性验证的分析

例8.28 某公司生产的抗生素 P 湿品经干燥后，进入磨粉工序。按其生产能力每天为两小批，为符合客户批重量要求，必须要把两小批产品进入混粉机混合成一大批，再分装出厂。为保证混合产品的均匀度，对混粉系统必须进行验证。为此，对混合后样品中的 B 成分含量进行测试，数据如表 8 - 7，已知 B 成分含量服从正态分布 $N(40.50,$

2.0^2),试分析混粉系统工艺是否可靠。

表 8 - 7 验证样品 B 成分测试数据表

样品编号	第一批	第二批	第三批
1	40.37	40.40	40.40
2	40.19	40.39	40.49
3	40.18	40.53	40.53
4	40.25	40.62	40.32
5	40.27	40.27	40.37
6	40.36	40.20	40.20
7	40.41	40.53	40.53
8	40.42	40.51	40.51
9	40.47	40.27	40.27
10	40.29	40.52	40.52

五、运用控制图制订抗生素 P 企业内控标准

例 8.29 为制订抗生素 P 溶配岗位中华中间体效价的控制标准,收集某月正常生产的连续 18 批数据如下,试运用控制图制订抗生素 P 溶配岗位中间体企业内控标准。

序号	检测值	序号	检测值
1	166352	10	166765
2	166944	11	162399
3	159847	12	169427
4	166623	13	161211
5	167098	14	164746
6	165963	15	168666
7	160320	15	160712
8	161123	17	166487
9	161652	18	170923